王满恩 赵 昌 编著

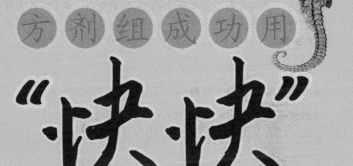

方剂组成功用

"快快"记忆法

第2版

U0221699

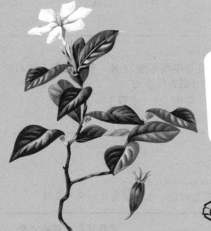

化学工业出版社
·北京·

本书依据《方剂学》九版教材，引入谐音联想为主的综合趣味记忆法，可帮助读者很快记住教材全部182首正方的组成、功用和君药，使读者获得学习乐趣，改变背记方剂枯燥乏味的观念，从而增强学习的主动性、积极性；为记忆法、教学法研究增添新实例，填补方剂组成功用科学记忆法的空白。本书可作为各层次中医专业学生的辅导用书，也可作为各类中医药学校教师的教学参考书。

图书在版编目（CIP）数据

方剂组成功用"快快"记忆法/王满恩，赵昌编著.
2版.—北京：化学工业出版社，2014.8（2025.4重印）
ISBN 978-7-122-21142-2

Ⅰ.①方… Ⅱ.①王…②赵… Ⅲ.①方剂-记忆术
Ⅳ.①R289

中国版本图书馆 CIP 数据核字（2014）第 142466 号

责任编辑：李少华　　　　　装帧设计：刘丽华
责任校对：徐贞珍

出版发行：化学工业出版社
　　　　　（北京市东城区青年湖南街 13 号　邮政编码 100011）
印　　装：北京云浩印刷有限责任公司
710mm×1000mm　1/32　印张 6½　字数 170 千字
2025 年 4 月北京第 2 版第 25 次印刷

购书咨询：010-64518888
售后服务：010-64518899
网　　址：http://www.cip.com.cn
凡购买本书，如有缺损质量问题，本社销售中心负责调换。

定　　价：22.00 元

本书的与众不同

（代前言）

一、既能记组成，又能记功用

本书上篇是方剂组成记忆，下篇是方剂功用记忆。组成记忆法的书已有不少，而功用记忆法则是本书首创。

功用是方剂学考试重要内容。记住功用可答出 30 分左右功用题，还可答出 30 分左右主治题，因为从功用往往能推出主治。如龙胆泻肝汤：

功用——"清泻肝胆实火，清利肝经湿热。"

主治——"肝胆实火上炎证"和"肝经湿热下注证。"

我们编了 210 个方剂的组成口诀和功用口诀，当你死记硬背还是记不住时，这些口诀也许能助你一臂之力。

二、记组成的同时又能记君药

所有的方剂试卷都有几道问君药的题，而有的君药又不太好记。本书上篇都把君药放在最前面，用红字标明，十分显眼。编口诀时也是君药在前，如"小建中糖，桂枝倍芍药"，"四屋书，当归兄嫂（四物熟，当归芎芍）"，记住口诀就知道小建中汤的君药是饴糖，四物汤的君药是熟地。这样答君药的题就很轻松了。这是本书与众不同的又一特色。

三、方名与组成、功用紧密挂钩

本书所有口诀都是从方名开始，尽量使方名与组成、功用一体化。如苇茎汤的组成："围巾套一冬（苇茎桃薏冬）"；龟鹿二仙胶的功用：龟鹿二仙交，只因天津一起撞羊（龟鹿二仙胶，滋阴填精，益气壮阳）等等。我们上学时记某些口诀，像"秦香莲当兵，芍药炒大肉"，看一遍就记住了，但到考场上想不起它是哪个方子的组成了，就用不上。我们这回这么编："芍药汤芩连君，当兵大

勺炒香肉（芍药汤芩连君，当槟大芍草香肉）联想：芍药汤是芩连为君，由'军'（君）想到'当兵'，当兵伙食好，大勺炒香肉"——方名、组成、君药都串在一起，避免了以往的弊病。

四、与九版方剂学教材配套

第九版方剂学教材（2012年出版，李冀主编）出版以来，还没有与之配套的记忆书，因此本书的实用性就更为突出了。

多年教学实践证明，学生普遍能接受这种记忆法，借助它取得良好的考试成绩。所以，我们才有信心将它推向社会。希望本书与此前出版的《中药功效"快快"记忆法》一样，使中医学习更加"快速、快乐"。

作者
2014.11

目　录

上篇 方剂组成记忆

（210方）

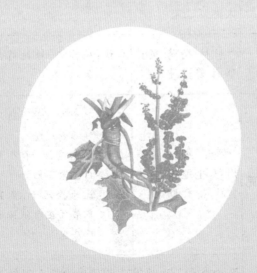

一、解表剂（17方）

 （一）辛温解表剂（6方）

方名	组成	组成记忆
麻黄汤	麻黄 桂枝 杏仁 炙甘草	**口诀**：麻黄汤，麻桂杏草
大青龙汤	麻黄 桂枝 杏仁 石膏 炙甘草 生姜 大枣	**口诀**：大青龙，麻桂杏膏草姜枣
桂枝汤	桂枝 芍药 炙甘草 生姜 大枣	**口诀**：桂枝汤，桂枝芍药草姜枣
九味羌活汤	羌活 细辛 黄芩 川芎 生地黄 白芷 甘草 苍术 防风	**口诀**：就为抢活，辛勤兄弟白纸老厂房 （九味羌活，辛芩芎地白芷草苍防） **联想**：就为抢活干，辛勤的兄弟住在白纸糊的老厂房里
		提示：本书口诀中常用"老"代表甘草（别名"国老"）

方名	组　成	组成记忆
小青龙汤	麻黄 桂枝 半夏 芍药 五味子 细辛 干姜 炙甘草	口诀：小青龙马跪下，稍喂 　　　新干草 　　（小青龙麻桂夏，芍味 　　　辛干草） 联想：唐僧换了一匹小青龙 　　　马，这马跪下不起，稍 　　　喂新干草才肯起来
	提示：本书一般用"干"代表干姜，用"姜"代表生姜	
止嗽散	百部 紫菀 荆芥 白前 桔梗 甘草 陈皮	口诀：智叟百万金钱借老陈 　　（止嗽百菀荆前桔草陈） 联想：智叟（劝阻愚公移山 　　　的那位）把一百万金 　　　钱借给老陈
	提示："钱"（前）代表白前，不是前胡；"菀"读 wǎn（晚）	

辛温解表剂附方(8方)：

麻黄加术汤：麻黄汤加白术

麻黄杏仁薏苡甘草汤：麻黄 杏仁 薏苡仁 甘草

三拗汤：麻黄 杏仁 甘草 姜

华盖散：麻黄 紫苏子 杏仁 陈皮 桑白皮 赤茯苓 甘草

桂枝加葛根汤：桂枝汤加葛根

桂枝加桂汤：桂枝汤加桂枝量

桂枝加芍药汤：桂枝汤加芍药量

射干麻黄汤：射干 麻黄 生姜 细辛 紫菀 款冬花 大枣 半夏 五味子

一 解表剂（17方）

（二）辛凉解表剂（5方）

方名	组　成	组成记忆
银翘散	金银花 连翘 牛蒡子 薄荷 荆芥穗 淡豆豉 苦桔梗 芦根 竹叶 生甘草	口诀：银桥牛不睡，都吃结露竹叶草 （银翘牛薄穗，豆豉桔芦竹叶草） 联想：银做的桥边，一群牛凌晨还不睡，都在吃结了露水的竹叶草
桑菊饮	桑叶 菊花 桔梗 连翘 杏仁 苇根（芦根）甘草 薄荷	口诀：桑菊饮中桔梗翘，杏仁芦甘薄荷饶
麻黄杏仁甘草石膏汤	麻黄 石膏 杏仁 甘草	口诀：马氏杏干（麻石杏甘） 联想：一种名牌食品——马氏杏干
	提示：一般习惯说"麻杏石甘"，说"麻石杏甘"是为了方便记君药	
柴葛解肌汤（《伤寒六书》）	柴胡 葛根 羌活 桔梗 黄芩 甘草 芍药 白芷	口诀：柴哥抢劫勤劳嫂子（柴葛羌桔芩草芍芷）
	提示："勤劳"的"劳"是"老"的谐音，指甘草	

方名	组　成	组成记忆
升麻葛根汤	升麻　葛根　芍药　甘草	**口诀:**升麻葛根芍药草
辛凉解表剂附方(2方): 越婢汤:麻黄　石膏　生姜　甘草　大枣 柴葛解肌汤(《医学心悟》):柴胡　葛根　赤芍　甘草　黄芩　生地　丹皮　　　知母　贝母		

(三) 扶正解表剂 (6方)

方名	组　成	组成记忆
败毒散	羌活　独活　川芎　生姜　甘草　枳壳　桔梗　茯苓　人参　薄荷　柴胡　前胡	**口诀:**摆渡二活巡江吵,直接领人捕二胡 (败毒二活芎姜草,枳桔苓人薄二胡) **联想:**摆渡的二活(虚拟人名)当了江上巡警,巡江时听见两个大胡子(二胡)吵架,直接领人逮捕吵架的二胡
	提示:"二活"——羌活、独活;"二胡"——柴胡、前胡;"巡"(芎)——川芎;"捕"(薄)——薄荷	

方名	组　成	组成记忆
参苏饮	苏叶　人参　半夏　陈皮　茯苓　甘草　桔梗　枳壳　木香　前胡　葛根　大枣　生姜	口诀：参苏苏人二陈汤，截至目前搁枣姜 （参苏苏人二陈汤，桔枳木前葛枣姜）
	提示：1."二陈汤"：半夏、陈皮、茯苓、甘草（见化痰剂） 2. 此处的"前"是前胡，不是白前	
再造散	羌活　桂枝　防风　细辛　炒白芍　熟附子　人参　黄芪　川芎　甘草　煨生姜　大枣	口诀：再造墙柜放新勺，夫人骑熊草姜枣 （再造羌桂防辛芍，附人芪芎草姜枣） 联想：丈夫在造墙柜，准备放新买的勺，夫人骑着熊，去找草、姜、枣
麻黄细辛附子汤	麻黄　细辛　附子	联想：麻黄细辛附子汤，君药是麻黄
加减葳蕤汤	生葳蕤（玉竹）薄荷　白薇　红枣　炙甘草　淡豆豉　桔梗　葱白	口诀：加减葳蕤玉竹薄，为早操吃节葱 （加减葳蕤玉竹薄，薇枣草豉桔葱）
葱白七味饮	葱白　葛根　麦冬　干地黄　豆豉　生姜　劳水	口诀：葱白七位割麦地吃姜水 （葱白七味葛麦地豉姜水）
扶正解表剂附方（1方）： 荆防败毒散：羌活　独活　柴胡　前胡　枳壳　茯苓　荆芥　防风　桔梗　川芎　甘草		

二、泻下剂 (13方)

（一）寒下剂（3方）

方名	组 成	组成记忆
大承气汤	大黄 芒硝 枳实 厚朴	口诀：大笑之后大生气 （大硝枳厚大承气）
	提示：本书口诀对枳实、枳壳都取"枳"字，记口诀之后还要专门记药名	
大陷胸汤	甘遂 大黄 芒硝	口诀：大仙熊随大校 （大陷胸遂大硝） 联想：大仙熊（虚拟狗名）跟随大校（大校养的狗）
大黄牡丹汤	大黄 桃仁 芒硝 牡丹 冬瓜仁	口诀：大黄牡丹汤，大桃销丹东 （大黄牡丹汤，大桃硝丹冬） 提示："丹东"是辽宁省地名，借此记丹皮、冬瓜仁

寒下剂附方（3方）：
小承气汤：大黄 枳实 厚朴
调胃承气汤：大黄 芒硝 甘草
大陷胸丸：大黄 芒硝 杏仁 葶苈子

（二）温下剂（3方）

方名	组成	组成记忆
大黄附子汤	附子 大黄 细辛	口诀:大黄附子汤, 附大细辛汤
温脾汤	大黄 附子 当归 芒硝 人参 甘草 干姜	口诀:温脾大夫当, 小人炒干姜 (温脾大附当,硝人草干姜)
三物备急丸	巴豆 干姜 大黄	口诀:三物备急八杆打 (三物备急巴干大)

温下剂附方(1方):

温脾汤(《千金方》):大黄 附子 干姜 人参 甘草

（三）润下剂（3方）

方名	组成	组成记忆
麻子仁丸	麻子仁 杏仁 蜜 芍药 大黄 枳实 厚朴	口诀:麻子杏仁蜜, 芍药小承气
	提示:"小承气":小承气汤(大黄、枳实、厚朴)	
五仁丸	杏仁 桃仁 郁李仁 松子仁 柏子仁 陈皮	口诀:五仁杏仁, 桃李松柏陈

方名	组 成	组成记忆
济川煎	肉苁蓉 当归 泽泻 升麻 枳壳 牛膝	口诀:济川肉,当择升值牛 （济川肉,当泽升枳牛） 联想:做济川肉,应当选择升值的牛

 （四）逐水剂（2方）

方名	组 成	组成记忆
十枣汤	大戟 甘遂 芫花 大枣	口诀:十枣戟遂芫,枣为佐使煎
禹功散	黑牵牛 小茴香	口诀:愚公牵牛回乡 （禹功牵牛茴香）
逐水剂附方(3方): 舟车丸:甘遂 芫花 大戟 大黄 黑丑 青皮 陈皮 木香 槟榔 轻粉 控涎丹:甘遂 大戟 白芥子 甘遂半夏汤:甘遂 半夏 芍药 甘草		

 （五）攻补兼施剂（2方）

方名	组 成	组成记忆
黄龙汤	大黄 芒硝 枳实 厚朴 当归 桔梗 人参 甘草 枣 姜	口诀:黄龙大承当,借人草枣姜 （黄龙大承当,桔人草枣姜）

方名	组　成	组成记忆
	提示:"大承"——大承气汤(大黄、芒硝、枳实、厚朴)	
增液承气汤	玄参 麦冬 生地 芒硝 大黄	口诀:增液承气汤, 　　　增液加硝黄
	提示:增液汤(玄参、生地、麦冬)见攻补兼施剂附方	
攻补兼施剂附方(2方) 新加黄龙汤:生地 玄参 麦冬 大黄 芒硝 甘草 人参 海参 当归 姜汁 增液汤:玄参 生地 麦冬		

三、和解剂 (7方)

(一) 和解少阳剂 (3方)

方名	组　成	组成记忆
小柴胡汤	柴胡 黄芩 人参 半夏 甘草 生姜 大枣	口诀:柴芩参夏草姜枣
蒿芩清胆汤	青蒿 黄芩 仙半夏 赤茯苓 淡竹茹 陈皮 生枳壳 碧玉散	口诀:蒿芩下令诸臣只鼓碧玉 (蒿芩夏苓竹陈枳壳碧玉)
	提示:碧玉散(青黛 滑石 甘草)见"祛暑剂附方"	

方名	组　成	组成记忆
截疟七宝饮	常山 槟榔 青皮 陈皮 草果 甘草 厚朴	口诀:截疟常山兵, 清晨曹操吼 (截疟常山槟,青陈草 草厚) 联想:截疟要常山的兵—— 清晨曹操这样吼
	提示:"曹操"是草果、甘草	

和解少阳剂附方(2方):
柴胡桂枝干姜汤:柴胡 桂枝 干姜 甘草 栝楼根 黄芩 牡蛎
柴胡加龙骨牡蛎汤:柴胡 黄芩 人参 半夏 甘草 大枣 龙骨 牡蛎 大黄
　　　　　　　　桂枝 茯苓 铅丹

 (二) 调和肝脾剂 (3方)

方名	组　成	组成记忆
四逆散	柴胡 枳实 芍药 甘草	口诀:四逆散财,只是烧草 (四逆散柴,枳实芍草)
逍遥散	柴胡 当归 白芍 药 茯苓 白术 煨姜 薄荷 甘草	口诀:小姚散财归少林,诸 将不干 (逍遥散柴归芍苓,术 姜薄甘)

方名	组　成	组成记忆
		联想:小姚(想象是古代将军)分散财物,要归隐少林,手下诸将不干
		提示:编口诀时,白术都取"术",苍术都取"苍",以便区别
痛泻要方	白术 白芍药 陈皮 防风	口诀:痛泻白术烧陈房 　　(痛泻白术芍陈防) 联想:痛泻的白术烧陈旧的房子(咋这大气?)
调和肝脾剂附方(2方): 加味逍遥散:逍遥散减薄荷加丹皮、栀子 黑逍遥散:逍遥散加生地或熟地			

 (三)调和寒热剂(1方)

方名	组　成	组成记忆
半夏泻心汤	半夏 黄连 黄芩 人参 甘草 干姜 大枣	口诀:半夏泻心半夏君,连芩参夏草干枣 联想:小柴胡汤——柴芩参夏草姜枣 半夏泻心——连芩参夏草干枣 这两方组成对比记忆效果较好

调和寒热剂附方(3方):

生姜泻心汤:半夏泻心汤加生姜

甘草泻心汤:半夏泻心汤加甘草用量

黄连汤:半夏泻心汤减黄芩加桂枝

四、清热剂（23 方）

 （一）清气分热剂（2方）

方名	组成	组成记忆
白虎汤	石膏 知母 甘草 粳米	口诀:白虎师母炒粳米 　　　(白虎石母草粳米) 联想:养白虎的师母炒粳(jing)米给白虎吃
竹叶石膏汤	石膏 竹叶 麦门冬 人参 半夏 甘草 粳米	口诀:石膏竹叶卖人参拌炒米 　　　(石膏竹叶麦人参半草米) 联想:石膏和竹叶(两个虚拟人名)卖人参拌炒米饭(不知什么味道)

清气分热剂附方(3方):

白虎加人参汤:白虎汤加人参

白虎加桂枝汤:白虎汤加桂枝

白虎加苍术汤:白虎汤加苍术

方名	组　成	组成记忆
清营汤	犀角(水牛角代) 连翘 丹参 玄参 麦冬 生地黄 金银花 竹叶心 黄连	口诀：清营西郊,乔丹选麦地经营竹帘 （清营犀角,翘丹玄麦地金银竹连） 联想：在清朝兵营的西郊,乔丹选了块麦地,用来经营竹帘
犀角地黄汤	犀角 生地黄 芍药 牡丹皮	口诀：犀角地黄芍药丹 联想：就4味药,方名还提示2味,方歌又那么顺口——犀角地黄芍药丹,记住了吧

方名	组　成	组成记忆
清瘟败毒饮	石膏 知母 甘草 黄连 黄芩 栀子 玄参 竹叶 连翘 桔梗 犀角(水牛角代) 生地 赤芍 丹皮	口诀：请问百度:白虎解毒没百米,玄烨巧借犀地黄 （清瘟败毒:白虎解毒没柏米,玄叶翘桔犀地黄）

	提示:"白虎解毒没百米":白虎汤(石膏、知母、甘草、粳米)没有粳米;黄连解毒汤(黄连、黄芩、栀子、黄柏)没有黄柏。"犀地黄":犀角地黄汤(犀角、生地、赤芍、丹皮)

(四) 清热解毒剂 (6方)

方名	组 成	组成记忆
黄连解毒汤	黄连 黄柏 黄芩 栀子	口诀:黄连解毒,三黄栀子 联想:黄连解毒汤,君药就是黄连。组成是三黄(黄连、黄芩、黄柏)栀子
凉膈散	连翘 黄芩 蜜栀子 竹叶 甘草 大黄 薄荷 朴硝	口诀:两个山,瞧亲密侄子,也老大不小 (凉膈散,翘芩蜜栀子,叶草大薄硝) 联想:翻两个山,瞧我那亲密侄子,侄子现在也老大不小啦
		提示:本书口诀中的"大"都代表大黄;"不"都代表薄荷

方名	组　成	组成记忆
普济消毒饮	黄芩 黄连 桔梗 连翘 薄荷 甘草 僵蚕 陈皮 升麻 玄参 柴胡 板蓝根 牛蒡子 马勃	口诀:不急:芹莲姐瞧不老蚕,陈胜选材拦牛马 (不急:芩连桔翘薄草蚕,陈升玄柴蓝牛马) 联想:不用急的两件事:芹莲姐去瞧不老蚕,陈胜选木材拦牛马
仙方活命饮	金银花 天花粉 甘草 乳香 没药 白芷 当归尾 陈皮 赤芍药 防风 贝母 皂角刺 穿山甲	口诀:仙方:金银花粉炒如墨汁,当晨吃少,防备造假 (仙方:金银花粉草乳没芷,当陈赤芍,防贝皂甲) 联想:神仙传的药方:金银花粉炒如墨汁状,当早晨时吃少量,防备有造假的
五味消毒饮	金银花 蒲公英 紫花地丁 紫背天葵子 野菊花	口诀:五味消毒金银花,二地丁,天葵野菊花
	提示:"二地丁":黄花地丁(蒲公英)、紫花地丁	
四妙勇安汤	金银花 玄(元)参 当归 甘草	口诀:寺庙银元归草 (四妙银元归草)
清热解毒剂附方(1方): 泻心汤:大黄 黄连 黄芩		

方名	组　成	组成记忆
导赤散	生地黄 木通 竹叶 生甘草梢	口诀：到此地，捅竹竿 　　　（导赤地，通竹甘） 联想：到这个地方桶竹竿
龙胆泻肝汤	龙胆草 车前子 木通 山栀子 黄芩 当归 生地 泽泻 柴胡 甘草	口诀：龙车通知勤， 　　　当地折柴草 　　　（龙车通栀芩，当地泽柴草） 联想：用龙拉的车通知值勤的人，在当地折柴草
左金丸	黄连 吴茱萸	口诀：左金连误六比一 　　　（左金连吴六比一） 联想：左金队接连失误，对方以六比一胜
泻白散	桑白皮 地骨皮 甘草 粳米	口诀：泻白桑皮，低估糙米 　　　（泻白桑皮，地骨草米） 联想：泻白和桑皮（虚拟的俩人）低估了糙米的价格
苇茎汤	苇茎 桃仁 薏苡 瓜瓣（冬瓜子）	口诀：围巾套一冬 　　　（苇茎桃薏冬）

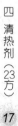

方名	组　成	组成记忆
清胃散	黄连 当归身 生地黄 升麻 牡丹皮	口诀：清胃黄连，当地圣诞 （清胃黄连，当地升丹）
玉女煎	石膏 麦冬 熟地 知母 牛膝	口诀：玉女拾麦输母牛 （玉女石麦熟母牛） 联想：玉女拾麦子比赛，没想到输给母牛了
		提示：本书口诀生地取"地"，熟地取"熟"
芍药汤	黄芩 黄连 当归 槟榔 大黄 芍药 甘草 木香 肉桂	口诀：芍药汤芩连君，当兵大勺炒香肉 （芍药汤芩连君，当槟大芍草香肉） 联想：芍药汤是芩连为君，由"军"（君）想到"当兵"，当兵伙食好——大勺炒香肉
白头翁汤	白头翁 黄连 黄柏 秦皮	口诀：白头翁连败秦皮 （白头翁连柏秦皮） 联想：打乒乓，白头发老翁接连打败年轻的秦皮
		提示：本方药虽少，但许多学生总把秦皮记成黄芩，主要是按"白头翁，连柏秦"的口诀记。换个口诀，突出秦皮，上述错误少多了

上篇　方剂组成记忆（210方）

18

清脏腑热剂附方（8方）：

清心莲子饮：黄芩 麦冬 地骨皮 车前子 甘草 石莲肉 白茯苓 黄芪
人参

泻青丸：当归 龙脑 川芎 栀子 大黄 羌活 防风

当归龙荟丸：当归 龙胆 栀子 黄连 黄柏 黄芩 芦荟 青黛 大黄 木香
麝香

葶苈大枣泻肺汤：葶苈子 大枣

泻黄散：藿香叶 栀子仁 石膏 甘草 防风 蜜 酒

香连丸：木香 黄连

白头翁加甘草阿胶汤：白头翁汤加甘草、阿胶

驻车丸：黄连 干姜 当归 阿胶

 ## （六）清虚热剂（3方）

方名	组　成	组成记忆
青蒿鳖甲汤	青蒿 鳖甲 细生地 知母 丹皮	口诀：青蒿鳖甲地知丹 联想：中国有句老话"天知地知你知我知"，口诀里就是这个"地知"——这样记避免与栀子的"栀"相混
清骨散	银柴胡 青蒿 地骨皮 鳖甲 秦艽 甘草 知母 胡黄连	口诀：请鼓银柴胡，好鼓皮别叫老知母胡练 （清骨银柴胡，蒿骨皮鳖艽草知母胡连）

方名	组　成	组成记忆
		联想:过年请鼓队队长银柴胡,银柴胡说:我的好鼓皮可别叫老知母胡练(练坏了还得赔)
		秦艽的"艽"正确读音是"jiāo"(交)不是"jiu"(九)
当归六黄汤	当归 生地黄 熟地黄 黄芩 黄连 黄柏 黄芪	口诀:当归二帝三皇齐（当归二地三黄芪）
		提示:"二帝"——二地(生地、熟地);"三皇"——三黄(黄芩、黄连、黄柏)

五、祛暑剂 (4方)

（一）祛暑解表剂（1方）

方名	组　成	组成记忆
香薷散	香薷 白扁豆 厚朴	口诀:相如豆铺（香薷豆朴）联想:蔺相如开豆腐铺,门口招牌四个字:"相如豆铺"
祛暑解表剂附方(1方): 新加香薷饮:香薷 鲜扁豆花 厚朴 金银花 连翘		

（二）祛暑利湿剂（2方）

方名	组　成	组成记忆
六一散	滑石 甘草	口诀：滑石甘草六比一
桂苓甘露散	滑石 石膏 寒水石 泽泻 茯苓 猪苓 白术 官桂 甘草	口诀：桂苓甘露滑，二石五苓六一加 联想：桂苓甘露散的君药是滑石，它是由二石（石膏、寒水石）、五苓散[泽泻、猪苓、茯苓、白术、桂枝（见祛湿剂）]和六一散（滑石、甘草）加到一起组成 提示：五苓散中的桂枝，后世多有认为即桂树枝的树皮，与官桂来源相同（见《本草纲目》）

祛暑利湿剂附方（3方）：
益元散：六一散加辰砂
碧玉散：六一散加青黛
鸡苏散：六一散加薄荷

 （三）祛暑益气剂（1方）

方名	组　成	组成记忆
清暑益气汤（《温热经纬》）	西洋参 西瓜翠衣 黄连 甘草 知母 竹叶 麦冬 粳米 荷梗 石斛	口诀：请叔一起西洋瓜，连老母猪也卖米喝十壶（清暑益气西洋瓜，连草母竹叶麦米荷石斛）

方名	组　成	组成记忆
		联想:请叔叔一起吃西洋的瓜果,连老母猪也要卖米去喝十壶
		提示:本书口诀中的"瓜"多指瓜蒌,唯有此处是指西瓜翠衣;"喝"指荷梗
祛暑益气剂附方(1方): 清暑益气汤(《内外伤辨惑论》):黄芪 白术 苍术 陈皮 青皮 升麻 人参 甘草 当归身 麦冬 五味子 神曲 泽泻 黄柏 葛根		

六、温里剂 (10方)

 (一) 温中祛寒剂 (4方)

方名	组　成	组成记忆
理中丸	干姜 甘草 白术 人参	口诀:李中敢讲曹主任 　　　(理中干姜草术人) 联想:李中(虚拟人名)敢讲曹主任缺点
小建中汤	胶饴(饴糖) 桂枝 芍药 甘草 生姜 大枣	口诀:小建中糖,桂枝倍芍 联想:小建中汤的组成是: 　　　君药饴糖(胶饴),加

方名	组　成	组成记忆
		上桂枝汤（桂枝芍药草姜枣）。但芍药的用量加倍（即桂枝加芍药汤）
吴茱萸汤	吴茱萸 人参 大枣 生姜	口诀:吾煮鱼,人找姜（吴茱萸,人枣姜）
大建中汤	蜀椒 干姜 人参 饴糖	口诀:大建中输干人糖（大建中蜀干人糖）

温中祛寒剂附方(4方):
附子理中丸:理中丸加附子
桂枝人参汤:理中丸加桂枝,煎汤
黄芪建中汤:小建中汤加黄芪
当归建中汤:小建中汤去桂枝加当归、桂心

 （二）回阳救逆剂（2方）

方名	组　成	组成记忆
四逆汤	附子 甘草 干姜	口诀:四逆汤,父子炒干姜（四逆汤,附子草干姜）
		提示:"四逆汤,附草姜"比上述口诀简洁,当年我们就这样记的。你要能不把"姜"当成生姜,也可记这个口诀

方名	组　成	组成记忆
回阳救急汤(《伤寒六书》)	熟附子 干姜 甘草 五味子 人参 白术 茯苓 半夏 陈皮 麝香 肉桂	口诀:回阳救,四五六,麝香肉 联想:回阳救急汤的组成是"四逆汤,五味子,六君子汤、麝香、肉桂"。四逆汤是附草姜;五味子是一味药;六君子汤是"夏陈参术苓草",见补气剂

回阳救逆剂附方(5方):

通脉四逆汤:四逆汤附子、干姜加量

四逆加人参汤:四逆汤加人参

白通汤:附子 干姜 葱白

参附汤:人参 附子

回阳救急汤(《重订通俗伤寒论》):附子 肉桂 人参 白术 麦冬 干姜半夏 五味子 广皮 炙草 麝香

(三) 温经散寒剂 (4方)

方名	组　成	组成记忆
当归四逆汤	当归 桂枝 甘草 芍药 大枣 通草 细辛	口诀:当归四逆当桂君,老少早同心 (当归四逆当桂君,草芍枣通辛)

方名	组　成	组成记忆
		联想：当归四逆汤是当归、桂枝为君，这一点老少爷们早就同心认可了
		提示：1."同"是通草，不是木通；2. 本方大枣用 25 枚，应注意
黄芪桂枝五物汤	黄芪 桂枝 芍药 生姜 大枣	口诀：黄芪桂枝五物汤，桂枝去草倍生姜
		提示："桂枝"指桂枝汤(桂芍草姜枣)；"倍生姜"；生姜用量加倍(6 两)
暖肝煎	小茴香 肉桂 枸杞子 沉香 茯苓 乌药 当归	口诀：暖肝小肉狗，沉香领武当 （暖肝小肉枸，沉香苓乌当） 联想：能暖肝的小肉狗，沉香(虚拟人名)把它领到了武当
阳和汤	熟地黄 鹿角胶 白芥子 甘草 麻黄 肉桂 炮姜炭	口诀：羊和熟鹿，借老妈肉酱坛 （阳和熟鹿，芥草麻肉姜炭） 联想：我拿羊和熟鹿，借老妈的肉酱坛(腌肉?)
		提示："借"是白芥子，不是桔梗

温经散寒剂附方(2方):
当归四逆加吴茱萸生姜汤:当归四逆汤加吴茱萸和生姜的剂量
小金丹:白胶香 草乌 五灵脂 地龙 木鳖 没药 归身 乳香 麝香 墨炭
　　　糯米粉为丸

七、表里双解剂（5方）

（一）解表清里剂（1方）

方名	组　成	组成记忆
葛根黄芩黄连汤	葛根 黄芩 黄连 甘草	口诀:葛根芩连汤, 　　　葛根芩连草

（二）解表温里剂（1方）

方名	组　成	组成记忆
五积散	苍术 厚朴 陈皮 甘草 半夏 茯苓 当归 白芷 桔梗 芍药 干姜 川芎 枳壳 麻黄 肉桂	口诀:五级评委二陈当,柏 　　　芝介绍干兄敲马肉 　　（五积平胃二陈当,白 　　　芷桔芍干芎壳麻肉）

方名	组　成	组成记忆
		联想:五级评委由二陈来当,柏芝(虚拟人名)介绍一个节目,叫"干兄敲马肉"
		提示:1."平胃"指平胃散(苍、厚、陈、草,是祛湿剂第一方);"二陈"指二陈汤(陈、半、苓、草,是祛痰剂第一方) 2."敲"是枳壳(qiào),不是连翘 3. 再介绍一方歌:五积寒湿气血痰,麻芷干肉内外寒,芎芍当血枳桔气,平胃湿,二陈痰

(三) 解表攻里剂 (3方)

方名	组　成	组成记忆
大柴胡汤	柴胡 芍药 大黄 枳实 黄芩 半夏 生姜 大枣	口诀:大财少大志, 小财没人干 (大柴芍大枳,小柴没人甘) 联想:大柴胡汤是芍药、大黄、枳实(少大志),再加上没有人参、甘草的小柴胡汤(柴芩夏姜枣)

方名	组 成	组成记忆
防风通圣散	黄芩 石膏 栀子 白术 大黄 芒硝 连翘 桔梗 生姜 甘草 川芎 当归 荆芥 滑石 薄荷 芍药 麻黄 防风	口诀:通圣寝室只住大小巧姐,姜老兄当警戒画不少马蜂 (通圣芩石栀术大硝翘桔,姜草芎当荆芥滑薄芍麻风) 联想:通圣寝室只有大小巧姐俩人住,姜老兄在门口当警戒,闲来没事,画了不少马蜂
		提示:介绍一方歌:麻防荆薄姜发表,芩膏翘桔清上焦,硝黄栀滑通二便,血气当芎芍术草——记组成又记功用
疏凿饮子	商陆 泽泻 木通 大腹皮 赤小豆 生姜 茯苓皮 椒目 秦艽 羌活 槟榔	口诀:叔早上携牧童腐皮豆浆,令娇娇抢槟榔 (疏凿商泻木通腹皮豆姜,苓椒艽羌槟榔) 联想:叔叔早上携牧童吃豆腐皮豆浆,命令娇娇抢槟榔
		提示:"娇娇"——椒目、秦艽(jiāo)

八、补益剂（23方）

方名	组　成	组成记忆
四君子汤	人参 白术 茯苓 甘草	口诀：四君人术茯苓草
参苓白术散	人参 茯苓 白术 甘草 扁豆 薏苡 山药 莲子 桔梗 砂仁	口诀：参苓白术炒扁豆，衣衫链子借啥人（参苓白术草扁豆，薏山莲子桔砂仁） 联想：参苓白术在炒扁豆时问："我那衣衫上的链子借啥人了?"
补中益气汤	黄芪 白术 陈皮 升麻 柴胡 人参 甘草 当归身	口诀：补中益气芪术陈，升柴参草当归身
玉屏风散	黄芪 白术 防风	口诀：玉屏风，芪术风
生脉散	人参 麦冬 五味子	口诀：生脉散，参麦味
补气剂附方（6方）： 异功散：四君子汤加陈皮、生姜、枣		

六君子汤:异功散加半夏
香砂六君子汤:六君子汤去枣加木香、砂仁
保元汤:黄芪 人参 甘草 肉桂 生姜
七味白术散:四君子汤加藿香、木香、葛根
升陷汤:黄芪 知母 柴胡 升麻 桔梗

 (二) 补血剂 (3方)

方名	组　成	组成记忆
四物汤	熟地黄 当归 川芎 白芍药	口诀:四屋书,当归兄嫂 (四物熟,当归芎芍) 联想:四屋子书应当归兄嫂所有(是遗产?)
当归补血汤	黄芪 当归	口诀:当归补血君黄芪 联想:以当归为方名,君药却是黄芪
归脾汤	黄芪 龙眼肉 白术 甘草 远志 白茯苓 木香 酸枣仁 生姜 大枣 当归 人参	口诀:归脾七龙眼,住老远,拎箱酸姜找贵人 (归脾芪龙眼,术草远,苓香酸姜枣归人) 联想:"归脾"长七只龙眼,住得老远,拎着一箱酸姜去找贵人

补血剂附方(3方)：

胶艾汤：四物汤熟地换生地,加阿胶、甘草、艾叶

圣愈汤：四物汤加黄芪、人参

桃红四物汤：四物汤加桃仁、红花

 (三) 气血双补剂 (2方)

方名	组　成	组成记忆
八珍汤	人参 熟地黄 白术 白茯苓 甘草 当归 川芎 白芍药	**口诀**：四君四物八珍汤, 　　　人参熟地把头当 **联想**：四君子汤、四物汤合方
		提示："人参熟地把头当"意即人参、熟地为君(君,就是最大的头儿)
泰山磐石散	人参 白术 炙甘草 当归 川芎 白芍 熟地 黄芪 砂仁 黄芩 续断 糯米	**口诀**：泰山十全去苓肉, 　　　杀苓续糯米 **联想**：泰山磐石散是十全大补汤去茯苓、肉桂,加砂仁、黄芩、续断、糯米

气血双补剂附方(2方)：

十全大补汤：八珍汤加黄芪、肉桂

保产无忧散：当归 黑芥穗 川芎 艾叶 枳壳 黄芪 菟丝子 厚朴 羌活 川贝 白芍 甘草 姜

(四) 补阴剂 (6方)

方名	组成	组成记忆
六味地黄丸	熟地黄 山萸肉 干山药 牡丹皮 茯苓 泽泻	口诀:地八山山四, 丹苓泽泻三
	提示:"八"、"四"、"三"是各药的用量比例	
左归丸	熟地 山药 山茱萸 鹿角胶 龟板胶 菟丝子 枸杞 川牛膝	口诀:昨归三补路,龟教兔子狗骑牛 (左归三补鹿,龟胶菟子枸杞牛) 联想:昨天归来走到"三补路",看见乌龟教兔子和狗骑牛(梦话吧?)
	提示:"三补"是六味地黄丸中的熟地、山药、山茱萸三味药	
大补阴丸	熟地黄 龟板 知母 黄柏 猪脊髓	口诀:大补阴熟龟,知柏猪脊髓
一贯煎	生地黄 枸杞子 北沙参 川楝子 麦冬 当归身	口诀:一贯地沟傻练麦当 (一贯地枸沙楝麦当) 联想:一贯在地沟里傻乎乎地练麦当劳技术(换一干净地儿练好不好)

方名	组　成	组成记忆
百合固金汤	熟地 生地 百合 桔梗 麦冬 当归身 甘草 贝母 玄参 白芍药	口诀：古今二弟百街麦当劳，被选勺 （固金二地百桔麦当草，贝玄芍） 联想：古今二弟在百街麦当劳，被选为掌勺
	提示："劳"即"老"（国老——甘草）	
益胃汤	细生地 麦冬 沙参 玉竹 冰糖	口诀：益胃汤弟卖，撒玉竹冰糖 （益胃汤地麦，沙玉竹冰糖） 联想：益胃汤是弟弟卖的，汤里撒玉竹和冰糖

补阴剂附方（5方）：

都气丸：六味地黄丸加五味子

麦味地黄丸：六味地黄丸加麦冬、五味子

知柏地黄丸：六味地黄丸加知母、黄柏

杞菊地黄丸：六味地黄丸加枸杞子、菊花

左归饮：熟地 山茱萸 山药 枸杞子 茯苓 甘草

方名	组 成	组成记忆
肾气丸	干地黄 桂枝 附子 薯蓣（山药） 山茱萸 泽泻 茯苓 牡丹皮	口诀：金匮肾气，桂附六味换地 联想：《金匮要略》肾气丸，就是桂枝、附子加六味地黄丸（熟地换成生地）
	提示："干地黄"即生地黄	
右归丸	制附子 肉桂 鹿角胶 熟地黄 山药 山茱萸 当归 杜仲 枸杞子 菟丝子	口诀：又归富贵路，散步当中购气兔 （右归附桂鹿，三补当仲枸杞菟） 联想：又归"富贵路"，在散步当中购买了充气兔子（气兔）
	提示："三补（散步）"指六味地黄丸的三味补药：熟地、山药、山茱萸	

补阳剂附方（3方）：

加味肾气丸：肾气丸加川牛膝、车前子

十补丸：肾气丸加鹿茸、五味子

右归饮：熟地 山药 山茱萸 枸杞子 甘草 肉桂 杜仲 附子

（六）阴阳并补剂（3方）

方名	组　成	组成记忆
地黄饮子	熟地黄 肉苁蓉 巴戟天 山茱萸 白茯苓 石斛 附子 生姜 大枣 远志 薄荷 麦门冬 五味子 菖蒲 官桂	口诀:帝皇从容爬几天山，令狐父子姜枣园，不卖武昌官 （地黄苁蓉巴戟天山，苓斛附子姜枣远，薄麦五菖官） 联想:武昌的帝皇从容地爬几天山，想买令狐父子的"姜枣园"，令狐父子说这姜枣园，就不卖给你这个武昌的大官
	提示:"山"是山茱萸,不是山药	
龟鹿二仙胶	鹿角 龟板 枸杞子 人参	口诀:龟鹿二仙狗骑人 （龟鹿二仙枸杞人） 联想:龟鹿二仙让狗骑到人身上(人都不骑狗,狗还骑人?)
七宝美髯丹	何首乌 补骨脂 当归 茯苓 牛膝 枸杞子 菟丝子	口诀:美髯首乌补，当归牛狗兔 （七宝首乌补,当苓牛枸菟）

方名	组　成	组成记忆
		联想:美髯要用首乌来补,还要当令的三种动物:牛、狗、兔
		提示:"补"是补骨脂

（七）气血阴阳并补剂（2方）

方名	组　成	组成记忆
炙甘草汤	生地黄 桂枝 人参 阿胶 麻仁 麦门冬 甘草 大枣 生姜	口诀:炙甘草,君地黄,贵人阿妈卖枣姜（炙甘草,君地黄,桂人阿麻麦枣姜） 联想:炙甘草国,生地黄成了君,原来的贵人阿妈也不贵了,卖枣姜过活
		提示:"妈"是麻仁,不是麻黄
补天大造丸	紫河车 人参 白术 茯苓 甘草 熟地 当归 白芍 黄芪 鹿角胶 龟板胶 枸杞子 山药 远志 酸枣仁	口诀:补天河车先,十全去芎肉,二仙药远酸 联想:补天大造丸用紫河车为先（君）,加十全大补汤(去川芎、肉桂)、龟鹿二仙胶和山药、远志、酸枣仁

	提示:1."十全去芎肉"——十全大补汤(八珍汤加黄芪、肉桂); 2."二仙"——龟鹿二仙胶(龟板胶、鹿角胶、人参、枸杞子) 3."药"是山药,不是芍药

气血阴阳并补剂附方(1方):

加减复脉汤:炙甘草 生地 白芍 麦冬 阿胶 麻仁

九、固涩剂 (10方)

 (一) 固表止汗剂 (1方)

方名	组　成	组成记忆
牡蛎散	牡蛎 黄芪 麻黄根 小麦	口诀:牡蛎散,骑马卖 (牡蛎散,芪麻麦)

 (二) 敛肺止咳剂 (1方)

方名	组　成	组成记忆
九仙散	罂粟壳 桔梗 乌梅 人参 阿胶 桑白皮 五味子 贝母 款冬花	口诀:九仙迎接媒人,叫上尉备款 (九仙罂桔梅人,胶桑味贝款)

方名	组　成	组成记忆
真人养脏汤	罂粟壳 当归 甘草 肉桂 人参 白术 白芍药 木香 诃子 肉豆蔻	口诀：真人养脏，应当老贵人煮药，木盒扣 （真人养脏，罂当草桂人术药，木诃蔻） 联想：真人养脏的方法，应当是由老贵人煮药，再用木盒子扣住（什么怪招？）
	提示：诃子的"诃"正确读音是 hē（喝），不是 kē（柯）	
四神丸	补骨脂 肉豆蔻 五味子 吴茱萸	口诀：四神完，骨肉喂鱼 （四神丸，骨肉味萸） 联想：四个神仙完了，骨肉都喂了鱼
	提示："骨肉喂鱼"的"肉"是肉豆蔻，"鱼"（萸）是吴茱萸	
桃花汤	赤石脂 粳米 干姜	口诀：桃花汤，石脂米干姜
涩肠固脱剂附方（1方）： 赤石脂禹余粮汤：赤石脂 禹余粮		

(四) 涩精止遗剂 (3方)

方名	组　成	组成记忆
金锁固精丸	沙苑蒺藜 芡实 莲子 莲须 龙骨 牡蛎	口诀:金锁撒冤钱时,莲子连续鼓励 (金锁沙苑芡实,莲子莲须骨蛎) 联想:金锁(虚拟人名)撒冤枉钱时,莲子(虚拟人名)还连续鼓励(说撒得好,接着撒)
桑螵蛸散	桑螵蛸 龙骨 人参 菖蒲 远志 当归 龟甲 茯神	口诀:商标小龙人,长远当鬼神 (桑螵蛸龙人,菖远当龟神) 联想:著名商标"小龙人",长远被当成"鬼神商标"
	提示:"神"是茯神,不是神曲	
缩泉丸	益智仁 乌药 山药	口诀:缩泉义乌山腰 (缩泉益乌山药) 联想:"缩泉"(虚拟景点)在义乌的山腰

方名	组　成	组成记忆
固冲汤	黄芪 白术 棕榈炭 茜草 山萸肉 五倍子 海螵蛸 杭芍 龙骨 牡蛎	口诀：固冲骑猪，纵千山北海捎龙母 （固冲芪术，棕茜山倍海芍龙牡） 联想：固冲（虚拟人名）骑着猪，纵有千山北海，也要捎信给龙母
	提示："山"是山萸肉；"北"是五倍子；"海"是海螵蛸	
易黄汤	山药 芡实 黄柏 车前子 白果	口诀：忆黄山芡实，黄伯车前白果 （易黄山芡实，黄柏车前白果） 联想：回忆黄山的芡实，那是黄伯伯在车前买的白色果实（其实芡实是种子）

固崩止带剂附方（2方）：

震灵丹：禹余粮 紫石英 赤石脂 代赭石 乳香 五灵脂 没药 朱砂 糯米粉为丸

清带汤：生山药 生龙骨 生牡蛎 海螵蛸 茜草

十、安神剂（6方）

方名	组　成	组成记忆
朱砂安神丸	朱砂 炙甘草 当归 黄连 生地黄	口诀：朱砂安神,老当皇帝 （朱砂安神,草当黄地）
	提示：口诀看一遍就记住了,但还要记住"皇"（黄）是黄连	
磁朱丸	磁石 朱砂 神曲	口诀：磁朱丸,磁朱曲

方名	组　成	组成记忆
天王补心丹	生地黄 茯苓 酸枣仁 柏子仁 麦门冬 天门冬 五味子 当归 远志 桔梗 朱砂 人参 丹参 玄参	口诀：天王十四弟,领二人二洞五位党员截住三参 （天王十四地,苓二仁二冬五味当远桔朱三参） 联想：天王和十四弟,二人从二洞领着五位党员截住三参

方名	组　　成	组成记忆
	提示："十四"——14味药。不是有"四大天王"吗？这儿有十四大天王； "二人"——二仁：酸枣仁、柏子仁；"二洞"——二冬：天冬、麦冬； "五位"——可是一味：五味子；"三参"——人参、丹参、玄参；再念一遍口诀，数数够十四味不够？	
酸枣仁汤	酸枣仁　茯苓　知母　甘草　川芎	口诀：酸枣仁扶植老兄 （酸枣仁茯知草芎）
	提示："植"是知母，不是栀子	
甘麦大枣汤	小麦　甘草　大枣	口诀：甘麦大枣小麦君
养心汤	黄芪　人参　五味子　当归　远志　茯神　茯苓　柏子仁　肉桂　酸枣仁　甘草　川芎　生姜　大枣　半夏曲	口诀：养心奇人武当缘，神灵摆肉酸，老兄姜枣拌 （养心芪人五当远，神苓柏肉酸，草芎姜枣半） 联想：养心奇人与武当有缘，他看见神灵前摆的肉变酸了，就吩咐老兄用姜枣拌（拌上就不酸了？）

补养安神剂附方（2方）：

柏子养心丸：柏子仁　枸杞子　麦冬　石菖蒲　茯神　玄参　熟地　甘草

孔圣枕中丹：龟甲　龙骨　远志　菖蒲

十一、开窍剂（5方）

方名	组　成	组成记忆
安宫牛黄丸	牛黄 犀牛角 麝香 黄芩 黄连 冰片 朱砂 珍珠 雄黄 郁金 山栀	口诀：俺公牛黄席设想,勤练兵诛杀真凶黄玉栀（安宫牛黄犀麝香,芩连冰朱砂珍雄黄郁栀） 联想：俺的公公牛黄席设想,勤练兵诛杀真凶黄玉栀
	提示："兵"是冰片,不是槟榔	
紫雪	麝香 羚羊角 犀角 朱砂 沉香 青木香 丁香 朴硝 硝石 玄参 甘草 升麻 寒水石 石膏 磁石 滑石 黄金	口诀：自学射二角,诸臣倾慕丁硝硝,选炒升麻四十斤（紫雪麝二角,朱沉青木丁硝硝,玄草升麻四石金） 联想：丁硝硝(虚拟人名)自学射两只角(百发百中),诸大臣倾慕丁硝硝的手艺,选他炒升麻四十斤

方名	组　成	组成记忆
	提示:"二角"——犀角、羚羊角;"臣"——沉香;"硝硝"——朴硝、硝石;"四十"——四石:膏、寒、磁、滑	
至宝丹	*麝香 牛黄 犀角 龙脑 琥珀 金银箔 生玳瑁 朱砂 安息香 雄黄*	口诀:至宝设想牛黄戏;龙虎金银帽,诛杀安息熊 （至宝麝香牛黄犀:龙琥金银瑁,朱砂安息雄） 联想:至宝(虚拟人名)设想的"牛黄戏"——让龙虎戴金银帽,诛杀安息熊
	提示:此方的"金银"可不是金银花,而是真金真银;"龙"(龙脑)即冰片	
抱龙丸	*胆南星 麝香 雄黄 辰砂 天竺黄 甘草*	口诀:抱龙担心蛇,雄黄杀诸荒草 （抱龙胆星麝,雄黄砂竺黄草） 联想:抱着龙担心蛇,雄黄砍杀诸荒草(打草惊蛇嘛)
凉开剂附方(2方): 牛黄清心丸:朱砂 黄连 黄芩 栀子 郁金 牛黄 小儿回春丹:川贝 陈皮 木香 白豆蔻 枳壳 半夏 沉香 天竺黄 僵蚕　全蝎 檀香 牛黄 麝香 胆南星 钩藤 大黄 天麻 甘草 朱砂		

方名	组 成	组成记忆
苏合香丸	苏合香 麝香 冰片 安息香 丁子香 沉香 青木香 熏陆香（乳香）香附子 白檀香 朱砂 白术 犀角 诃子 荜茇	口诀：苏合香丸麝冰安， 　　　丁沉木乳香附檀， 　　　朱砂白术犀诃荜， 　　　寒闭卒痛此方专 联想：第一句最后的"安"和第二句首字"丁"可组成"安定"，由此想起第二句 第二句最后的"檀"和第三句首字"朱"可组成"摊主"，由此想起第三句。第三、四句自己联想吧

十二、理气剂（15方）

 （一）行气剂（9方）

方名	组 成	组成记忆
越鞠丸	香附 川芎 苍术 栀子 神曲	口诀：月菊想父兄，唱支神曲（越鞠香附芎，苍栀神曲）

方名	组　成	组成记忆
		联想:在外打工的月菊(虚拟人名)想念父兄,唱支神曲解闷
柴胡疏肝散	柴胡 枳壳 香附 陈皮 芍药 川芎 炙甘草	口诀:柴胡说干致富,陈芍熊干 (柴胡疏肝枳附,陈芍芎甘) 联想:柴胡说,干才能致富,陈芍(虚拟人名)就像熊一样猛干
金铃子散	金铃子 玄胡(元胡)	口诀:金铃子,圆乎乎 (金铃子,元胡) 联想:金铃子是个小孩,小脸圆乎乎的
瓜蒌薤白白酒汤	瓜蒌 薤白 白酒	口诀:瓜蒌,薤白白酒汤 联想:口诀中一逗号,可帮助记君药
半夏厚朴汤	半夏 厚朴 苏叶 茯苓 生姜	口诀:半夏厚朴汤,半夏厚朴苏苓姜
枳实消痞丸	枳实 人参 白术 白茯苓 炙甘草 麦芽曲 半夏曲 厚朴 生姜 黄连	口诀:枳实消痞四君全,芽曲夏曲朴姜连
	提示:"四君"——四君子汤(人参、白术、茯苓、甘草)	

方名	组 成	组成记忆
厚朴温中汤	厚朴 生姜 干姜 甘草 草豆蔻仁 茯苓 陈皮 木香	口诀:厚朴温中汤,蒋干曹操拎皮箱 (厚朴温中汤,姜干草草苓皮香) 联想:喝了厚朴温中汤,蒋干(三国人物)就替曹操拎皮箱
		提示:"曹操"——甘草、草豆蔻
天台乌药散	天台乌药 青皮 高良姜 川楝子 槟榔 巴豆 木香 小茴香	口诀:天台五妖请良将,练兵斗木茴香 (天台乌药青良姜,楝槟豆木茴香) 联想:天台上的五妖聘请良将,帮他们练兵去斗木茴香
加味乌药汤	香附 乌药 延胡索 生姜 甘草 木香 砂仁	口诀:加味乌药香附君,无言草草像砂仁 (加味乌药香附君,乌延姜草香砂仁)

行气剂附方(6方):

瓜蒌薤白半夏汤:瓜蒌 薤白 白酒 半夏

枳实薤白桂枝汤:瓜蒌 薤白 枳实 桂枝 厚朴

十二 理气剂（15方）

枳术汤:枳实(量大)白术	
枳术丸:枳实 白术(量大)	
良附丸:高良姜 香附	
橘核丸:橘核 海藻 昆布 川楝子 桃仁 厚朴 木通 延胡索 桂心 木香	

（二）降气剂（6方）

方名	组　成	组成记忆
苏子降气汤	紫苏子 当归 前胡 大枣 生姜 厚朴 半夏 苏叶 甘草 肉桂	口诀:苏子当前找姜,后半夜炒肉 （苏子当前枣姜,厚半叶草肉） 联想:苏子(苏东坡)当前在找姜,准备后半夜炒肉用
	提示:1."前"——前胡,不是白前; 2."后半夜"的"夜"(叶)是苏叶,"苏"子降气当然用"苏"叶
定喘汤	白果 麻黄 款冬花 法制半夏 桑白皮 黄芩 苏子 甘草 杏仁	口诀:定喘白果麻花,拌上亲叔炒杏仁 （定喘白果麻花,半桑芩苏草杏仁）

方名	组 成	组成记忆
		联想:定喘用白果麻花,再拌上点亲叔叔炒的杏仁(甭管有效没效,味道先不错)
		提示:"麻花"的"花"是款冬花
四磨汤	乌药 沉香 槟榔 人参	口诀:四魔无药沉病人(四磨乌药沉槟人) 联想:四个魔头无药,就把病人沉到水里(沉病人)
		提示:"沉"——沉香,不是陈皮
旋覆代赭汤	旋覆花 代赭石 人参 半夏 甘草 生姜 大枣	口诀:旋代参夏草姜枣
橘皮竹茹汤	橘皮 竹茹 人参 甘草 生姜 大枣	口诀:橘茹人参草姜枣
丁香柿蒂汤	丁香 柿蒂 人参 生姜	口诀:丁香柿蒂人参姜

十二 理气剂(15方)

十三、理血剂（14方）

方名	组 成	组成记忆
桃仁承气汤	桃仁 大黄 桂枝 芒硝 炙甘草	**口诀**：桃大柜子小，加个炙甘草 （桃大桂枝硝，炙甘草）
血府逐瘀汤	红花 桃仁 枳壳 桔梗 牛膝 柴胡 甘草 当归 川芎 生地黄 赤芍	**口诀**：血府桃红敲，借牛席柴草，四物变地芍 （血府桃红壳，桔牛膝柴草，四物变地芍） **联想**：血府的"桃红"敲门，要借牛、席、柴、草，我说这四物都变"地芍"了
		提示："四物变地芍"是说四物汤(熟地、当归、白芍、川芎)的熟地变生地，白芍变赤芍
补阳还五汤	黄芪 地龙 桃仁 红花 当归尾 赤芍 川芎	**口诀**：补阳还五骑龙，桃红四物扫地 （补阳还五芪龙，桃红归芍芎）
		提示：补阳还五用黄芪、地龙加桃红四物汤(扫除了地黄)

方名	组　成	组成记忆
复元活血汤	柴胡 大黄 当归 甘草 穿山甲 红花 桃仁 瓜蒌根	口诀：复员裁军归老家,红桃瓜 （复元柴军归草甲,红桃瓜） 联想：复员因为裁军,裁军了我就回老家,种点"红桃瓜"——红花、桃仁、瓜蒌根
		提示："裁军"的"军"是大黄（别名"川军"）；"瓜"是瓜蒌根
温经汤	吴茱萸 桂枝 人参 川芎 生姜 甘草 半夏 当归 芍药 麦冬 牡丹皮 阿胶	口诀：闻京吴贵人凶,将老伴当烧麦淡嚼 （温经吴桂人芎,姜草半当芍麦丹胶） 联想：闻听京城吴贵人很凶,将老伴当成烧麦,连盐都不放,淡嚼就给嚼了(好恐怖!)
生化汤	全当归 桃仁 炮姜 甘草 川芎 黄酒 童便	口诀：生化龟逃跑,老兄揪辫 （生化归桃炮,草芎酒便） 联想：生化龟（虚拟动物名）逃跑,老兄揪着辫子把它拉回来(原来生化龟有辫子!)

方名	组 成	组成记忆
桂枝茯苓丸	桂枝 茯苓 芍药 桃仁 丹皮	口诀:桂枝茯苓少掏蛋 (桂枝茯苓芍桃丹) 联想:桂枝、茯苓少年时淘气,掏鸟蛋
失笑散	蒲黄 五灵脂	口诀:失笑蒲黄五灵脂
大黄䗪虫丸	大黄 䗪虫 甘草 蛴螬 桃仁 杏仁 水蛭 黄芩 白蜜 生地 虻虫 芍药 干漆	口诀:大黄䗪虫老气陶行知,亲密弟猛烧干漆 (大黄䗪虫草蛴桃杏蛭,芩蜜地蛀芍干漆) 联想:大黄䗪虫老气陶行知(虚拟人名),陶亲密的弟弟就猛烧干漆(来对付大黄䗪虫)

活血祛瘀剂附方(11方):

抵当汤:水蛭 虻虫 桃仁 大黄

下瘀血汤:大黄 桃仁 䗪虫

通窍活血汤:赤芍 川芎 桃仁 红花 老葱 鲜姜 红枣 麝香 黄酒

膈下逐瘀汤:五灵脂 当归 川芎 桃仁 丹皮 赤芍 乌药 延胡索 甘草 香附 红花 枳壳

少腹逐瘀汤:小茴香 干姜 元胡 没药 当归 川芎 官桂 赤芍 蒲黄 五灵脂

身痛逐瘀汤:秦艽 川芎 桃仁 红花 甘草 羌活 没药 当归 五灵脂 香附 牛膝 地龙

七厘散：朱砂 麝香 冰片 乳香 红花 没药 血竭 儿茶

温经汤(陈氏)：当归 川芎 莪术 桂心 丹皮 芍药 人参 牛膝 甘草

丹参饮：丹参 檀香 砂仁

活络效灵丹：当归 丹参 乳香 没药

鳖甲煎丸：鳖甲 射干 黄芩 鼠妇 干姜 大黄 桂枝 石韦 厚朴 紫葳 阿
　　　　胶 柴胡 蜣螂 芍药 丹皮 䗪虫 蜂窠 赤硝 桃仁 瞿麦 人参
　　　　半夏 葶苈

 （二）止血剂（5方）

方名	组　成	组成记忆
十灰散	大蓟 小蓟 大黄 荷叶 茅根 牡丹皮 棕榈叶 山栀 侧柏叶 茜根	口诀：十灰二集，大盒毛蛋 　　　总值百钱 　　　（十灰二蓟，大荷茅丹 　　　棕栀柏茜） 联想：十灰(虚拟地名)有两 　　　个集市(二集)，那里 　　　卖大盒的毛蛋，总价 　　　值一百元钱
	提示："二集"——二蓟(大蓟、小蓟)	
咳血方	青黛 山栀子 诃子 海粉 瓜蒌仁	口诀：咳血带纸盒，海粉瓜 　　　蒌仁 　　　（咳血黛栀诃，海粉瓜 　　　蒌仁）

方名	组　成	组成记忆
		联想：你咳血，随身带个纸盒，里面装海粉、瓜蒌仁（你要真带还真管用）
		提示："诃"的正确读音是"hē"（喝）不是"kē"（柯）
小蓟饮子	小蓟　山栀子　藕节　当归　蒲黄　淡竹叶　木通　生地黄　甘草　滑石	口诀：小蓟指偶当铺，导赤山六一（小蓟栀藕当蒲，导赤散六一） 联想：小蓟（虚拟人名）指出偶（我）当铺的地点：在导赤山六十一号
		提示："导赤山"——导赤散（生地黄、木通、淡竹叶、甘草）； "六一"——六一散（滑石、甘草）
槐花散	槐花　柏叶　荆芥穗　枳壳	口诀：槐花散百岁桥（槐花散柏穗壳） 联想：槐花散落在百岁桥上
黄土汤	灶心黄土　干地黄　白术　甘草　附子　黄芩　阿胶	口诀：黄土地诸草，父子勤浇（黄土地术草，附子芩胶）

止血剂附方（1方）：
四生丸：生荷叶　生艾叶　生柏叶　生地黄

十四、治风剂（11方）

方名	组　成	组成记忆
川芎茶调散	川芎 荆芥 细辛 甘草 白芷 薄荷叶 防风 羌活	**口诀：**川芎茶精心炒制,不喝放枪 （川芎茶荆辛草芷,薄荷防羌） **联想：**这川芎茶是我精心炒制的,你不喝我就放枪（——有病啊你!）
大秦艽汤	秦艽 石膏 白茯苓 独活 熟地黄 当归 川芎 白芍药 羌活 细辛 黄芩 生地黄 白芷 甘草 白术 防风	**口诀：**大秦艽,石苓独,四物九味变白术 **联想：**本方药味虽多,但只需记三味药——石苓独（石膏茯苓独活）。其他药是四物汤加九味羌活汤（苍术变白术）
	提示：四物汤:熟地、当归、川芎、白芍； 九味羌活汤:羌活、川芎、生地、细辛、黄芩、甘草、苍术、白芷、防风	

方名	组 成	组成记忆
消风散	荆芥 防风 蝉蜕 牛蒡子 胡麻 生地 甘草 石膏 知母 木 通 当归 苍术 苦参	口诀:萧峰:净放馋牛胡地草,十只木桶当仓库 (消风:荆防蝉牛胡地草,石知木通当苍苦) 联想:萧峰(虚拟人名)这个人,净放馋牛吃胡地的草,吃不了,用十只木桶当自己的仓库(存草)
	提示:"胡"——胡麻	
牵正散	白附子 全蝎 白僵蚕	口诀:签证白附子谢蚕 (牵正白附子蝎蚕) 联想:办好了出国签证,姓白的父子谢蚕(是蚕帮他们办的签证?)
小活络丹	川乌 草乌 天南星 地龙 乳香 没药	口诀:小伙罗丹,二屋天地如墨 (小活络丹,二乌天地乳没) 联想:小伙叫罗丹,他两个屋子的天花板和地板都如墨一般黑
	提示:口诀的"天地"是天南星、地龙,不是天冬、地黄	

方名	组　成	组成记忆
玉真散	南星 白附子 防风 白芷 羌活 天麻 童便	口诀：玉珍男白附子,防止抢天童 （玉珍南白附子,防芷羌天童） 联想：玉珍的男人叫白附子,防止有人抢他的"天童"

疏散外风剂附方(4方)：

菊花茶调散:菊花 川芎 荆芥穗 羌活 甘草 白芷 细辛 防风 蝉蜕 僵蚕 薄荷

小续命汤:麻黄 防己 人参 桂心 黄芩 芍药 甘草 川芎 杏仁 防风 附子 生姜

当归饮子:当归 白芍 川芎 生地 白蒺藜 防风 荆芥穗 何首乌 黄芪 甘草 生姜

大活络丹:白花蛇 乌梢蛇 威灵仙 两头尖 草乌 天麻 全蝎 首乌 龟板 麻黄 贯众 炙草 羌活 官桂 藿香 乌药 黄连 熟地 大黄 木香 沉香 细辛 赤芍 没药 丁香 乳香 僵蚕 天南星 青皮 骨碎补 白蔻 安息香 附子 黄芩 茯苓 香附 玄参 白术 防风 葛根 虎胫 当归 血竭 地龙 犀角 麝香 松脂 牛黄 冰片 人参

（二）平息内风剂（5方）

方名	组　成	组成记忆
羚角钩藤汤	羚角片 钩藤 霜桑叶 甘草 生地 茯神木 淡竹茹 白芍 川贝 菊花	口诀：领狗上草地,妇孺少背菊 （羚钩桑草地,茯茹芍贝菊）

方名	组　成	组成记忆
		联想：一群人领着狗上草地，妇女孺子（小孩）都少背点菊花（到草地喝菊花茶）
镇肝熄风汤	牛膝　代赭石　生麦芽　天冬　川楝子　茵陈　玄参（元参）生杭芍　甘草　生龟板　生龙骨　牡蛎	口诀：郑干媳妇牛媳，带着麦芽、天冬炼银元，芍老板鼓励 （镇肝熄风牛膝，代赭麦芽、天冬楝茵元，芍草板骨蛎） 联想：郑干媳妇叫牛媳，带着麦芽和天冬两个年轻人去炼银元，芍老板鼓励她这样做
天麻钩藤饮	天麻　钩藤　益母草　川牛膝　杜仲　夜交藤　朱茯神　黄芩　山栀　生石决明　桑寄生	口诀：天麻钩藤饮，一母牛肚肿夜叫疼，父亲直觉明即生 （天麻钩藤饮，益母牛杜仲夜交藤，茯芩栀决明寄生） 联想：给群牛喝天麻钩藤饮，一母牛肚子肿夜里叫疼，父亲凭直觉明天即生小牛了

方名	组　成	组成记忆
大定风珠	鸡子黄 阿胶 干地黄 生龟板 五味子 鳖甲 炙甘草 麻仁 生白芍 麦冬 生牡蛎	口诀：顶风急浇地板,喂,别老骂人,稍卖力 （定风鸡胶地板,味,鳖草麻仁,芍麦蛎）
阿胶鸡子黄汤	阿胶 鸡子黄 络石藤 茯神木 牡蛎 炙甘草 生地 石决明 白芍 钩藤	口诀：阿胶鸡黄汤,落实福利,老弟十勺够 （阿胶鸡黄汤,络石茯蛎,草地石芍钩） 联想：都来喝阿胶鸡子黄汤,是为落实福利政策,不要钱的,老弟你喝十勺够吗?

平息内风剂附方(2方)：

建瓴汤：生山药 怀牛膝 生赭石 生龙骨 生牡蛎 生地黄 生杭芍 柏子仁 铁锈水煎

三甲复脉汤：炙甘草 干地黄 生白芍 麦冬 阿胶 麻仁 生牡蛎 生鳖甲 生龟板

十五、治燥剂 (7方)

 (一) 轻宣外燥剂 (3方)

方名	组　成	组成记忆
杏苏散	杏仁　苏叶　半夏　橘皮　茯苓　甘草　生姜　大枣　苦桔梗　枳壳　前胡	口诀：姓苏闪，二陈姜枣更值钱 （杏苏散，二陈姜枣梗枳前） 联想：姓苏的商人脑子一闪，把二陈汤加上姜枣卖，不是更值钱吗？
		提示："二陈"——二陈汤（半夏、橘皮、茯苓、甘草）；"更值钱"——桔梗、枳壳、前胡
桑杏汤	桑叶　杏仁　沙参　象贝母　栀皮　香豉　梨皮	口诀：桑姓傻贝母，只吃梨皮 （桑杏沙贝母，栀豉梨皮） 联想：桑姓（姓桑的）傻贝母，只吃梨皮（梨肉谁吃了？）
清燥救肺汤	桑叶　石膏　人参　阿胶　麦冬　枇杷叶　胡麻仁　甘草　杏仁	口诀：清早就费嗓，高声叫卖，把胡妈吵醒 （清燥救肺桑，膏参胶麦，把胡麻草杏） 提示："声"——人参

方名	组　成	组成记忆
麦门冬汤	麦门冬 大枣 半夏 甘草 粳米 人参	口诀:麦冬找伴超迷人 (麦冬枣半草米人) 联想:麦门冬找的伴侣超级迷人
养阴清肺汤	大生地 麦冬 丹皮 生薄荷 白芍药 贝母 甘草 玄参 (元参)	口诀:养阴清肺弟买单,不要北朝元 (养阴清肺地麦丹,薄药贝草元) 联想:养阴清肺汤是弟弟埋单,收银台不要北朝元(只收人民币?)
琼玉膏	生地 人参 茯苓 白蜜	口诀:琼玉地,认领蜜 (琼玉地,人苓蜜) 联想:到琼玉地去认领蜂蜜
玉液汤	生山药 生黄芪 鸡内金 知母 五味子 葛根 天花粉	口诀:玉液山药妻,内侄喂葛粉 (玉液山药芪,内知味葛粉) 口诀:玉液(虚拟人名)是山药的妻子,给内侄喂葛粉

十六、祛湿剂（21方）

方名	组　成	组成记忆
平胃散	苍术　陈橘皮　甘草　厚朴	口诀：评委常住皮草后 （平胃苍术皮草厚） 联想：评委常住在皮草店后面
藿香正气散	藿香　姜　茯苓　陈皮　半夏曲　苏叶　苦桔梗　甘草　大腹皮　厚朴　枣　白术　白芷	口诀：霍将令：陈半夜接曹大夫后，找住址 （藿姜苓：陈半叶桔草大腹厚，枣术芷） 联想：霍元甲将令：陈真半夜接曹大夫后，找住址
化湿和胃剂附方(2方)： 不换金正气散：藿香　厚朴　苍术　陈皮　半夏　甘草　姜 柴平汤：柴胡　人参　半夏　黄芩　甘草　陈皮　厚朴　苍术　姜　枣		

方名	组　成	组成记忆
茵陈蒿汤	茵陈蒿　大黄　栀子	口诀：茵陈打侄子 （茵陈大栀子） 联想：茵陈（虚拟人名）打他的侄子

方名	组　成	组成记忆
八正散	滑石　木通　瞿麦　甘草　萹蓄　山栀子　大黄　车前子	口诀:爸正画牧童,取草编织大车 (八正滑木通,瞿草萹栀大车) 联想:爸爸正在画牧童,牧童正取草编织大车
三仁汤	飞滑石　厚朴　白通草　竹叶　杏仁　白蔻仁　生薏苡仁　半夏	口诀:三人滑,破桶助兴扣一下 (三仁滑,朴通竹杏蔻薏夏) 联想:三人滑旱冰,我拿个破桶为他们助兴,等他们滑倒了我就扣一下破桶
甘露消毒丹	黄芩　飞滑石　绵茵陈　藿香　射干　石菖蒲　薄荷　连翘　贝母　木通　白蔻仁	口诀:甘露消毒琴滑音,火舌长,不巧被木桶扣 (甘露消毒芩滑茵,藿射菖,薄翘贝木通蔻) 联想:用甘露消毒琴(似天魔琴那样可以弹出兵器的琴)弹一个滑音,从琴里窜出火舌一丈多长,不巧这火舌被一个木桶扣住了,没伤着人(哪来的木桶?)

方名	组　成	组成记忆
连朴饮	芦根 川连 制厚朴 焦山栀 香豉 制半夏 石菖蒲	口诀：连朴君芦根，廉颇支持办市场 （连朴君芦根，连朴栀豉半石菖） 联想：连朴饮的君药是芦根，廉颇（战国名将）支持办市场
当归拈痛汤	羌活 茵陈 泽泻 白术 防风 升麻 葛根 苍术 猪苓 当归 知母 黄芩 人参 甘草 苦参	口诀：碾铜墙音，这些白住放声歌唱，诸邻挡，值勤人吵哭甚 （拈痛羌茵，泽泻白术防升葛苍，猪苓当，知芩人草苦参） 联想：碾子碰铜墙的声音，是这些白住的人在放声歌唱，诸位邻居出来阻挡，小区值勤人吵：哭什么？（唱的都跟哭似的了）
二妙散	黄柏 苍术	口诀：二庙百仓 （二妙柏苍） 联想：两个庙（二庙）竟有上百个仓库

清热祛湿剂附方(7方)：
栀子柏皮汤：栀子 黄柏 甘草
茵陈四逆汤：茵陈 甘草 干姜 附子
五淋散：赤茯苓 当归 甘草 赤芍 栀仁
蚕矢汤：晚蚕砂 生苡仁 大豆黄卷 木瓜 黄连 半夏 黄芩 通草 焦栀
　　　　吴茱萸 地浆或阴阳水
宣痹汤：防己 杏仁 滑石 连翘 栀子 薏苡 半夏 晚蚕砂 赤小豆皮
三妙丸：二妙散加川牛膝
四妙丸：二妙散加牛膝、薏苡仁

（三）利水渗湿剂（4方）

方名	组成	组成记忆
五苓散	泽泻 猪苓 茯苓 桂枝 白术	口诀：五岭择鞋，二岭跪竹（五苓泽泻，二苓桂术） 联想：到五岭选择鞋，到二岭要跪在竹子上（什么规矩？）
猪苓汤	猪苓 茯苓 泽泻 滑石 阿胶	口诀：猪苓负责花轿（猪苓茯泽滑胶）
防己黄芪汤	防己 黄芪 白术 甘草 姜 枣	口诀：防芪白术草姜枣
五皮散	茯苓皮 陈橘皮 桑白皮 大腹皮 生姜皮	口诀：五皮凌晨丧大将（五皮苓陈桑大姜）

利水渗湿剂附方(4 方):

四苓散:五苓散去桂枝

胃苓汤:五苓散、平胃散合方,姜枣煎服

茵陈五苓散:五苓散加茵陈

防己茯苓汤:防己 黄芪 桂枝 茯苓 甘草

 (四) 温化寒湿剂 (4方)

方名	组 成	组成记忆
苓桂术甘汤	茯苓 桂枝 白术 甘草	口诀:苓桂术甘茯苓君
甘草干姜茯苓白术汤	干姜 茯苓 白术 甘草	口诀:草姜苓术汤, 君药是干姜
真武汤	附子 芍药 茯苓 白术 生姜	口诀:真武父子,少林主将 (真武附子,芍苓术姜) 联想:真会武术的父子俩, 是少林寺的主将
实脾散	附子 干姜 甘草 白术 白茯苓 大腹子(槟榔) 木瓜 草果仁 生姜 大枣 厚朴 木香	口诀:实脾散,四逆汤,嘱咐槟榔;瓜果姜枣破木箱 (实脾散,四逆汤,术茯槟榔;瓜果姜枣朴木香)
	提示:四逆汤——附子、干姜、甘草	

温化寒湿剂附方(1方):

附子汤:附子 茯苓 人参 白术 芍药

(五) 祛湿化浊剂 (2方)

方名	组 成	组成记忆
萆薢分清饮(《杨氏家藏方》)	川萆薢 益智 乌药 石菖蒲	**口诀**:皮鞋一只无偿 (萆薢益智乌菖) **联想**:皮鞋只有一只,无偿给你吧
完带汤	山药 白术 柴胡 白芍药 人参 苍术 甘草 黑芥穗 车前子 陈皮	**口诀**:完带山住采药人,尝草睡车皮 (完带山术柴药人,苍草穗车皮) **联想**:在完带山(虚拟地名)住的采药人 白天尝草药,晚上睡车皮(哪来的车皮?)

祛湿化浊剂附方(1方):

萆薢分清饮(《医学心悟》):萆薢 黄柏 石菖蒲 茯苓 白术 莲子 丹参 车前子

（六）祛风胜湿剂（2方）

方名	组 成	组成记忆
羌活胜湿汤	羌活 独活 蔓荆子 藁本 川芎 甘草 防风	**口诀**：羌活胜湿二活，瞒高雄草房 （羌活胜湿二活，蔓藁芎草防） **联想**：名叫羌活胜湿汤，可是君药是二活（羌活、独活）。这个二活呀，隐瞒了他们在台湾高雄有草房的事
独活寄生汤	独活 细辛 桑寄生 牛膝 肉桂心 防风 杜仲 秦艽 人参 茯苓 甘草 干地黄 当归 芍药 川芎	**口诀**：独活寄生记独活，辛寄牛肉防仲艽，八珍去术换地黄 **联想**：独活寄生汤，先记君药是独活。然后是"新寄牛肉放中焦"（辛寄牛肉防仲艽），最后记"拔针驱逐换地方"（八珍去术换地黄）
		提示："八珍去术换地黄"——八珍汤去白术，把熟地黄换成生地黄（干地黄）

十七、祛痰剂（11方）

 （一）燥湿化痰剂（3方）

方名	组 成	组成记忆
二陈汤	半夏 橘红 白茯苓 甘草 生姜 乌梅	口诀：二陈半夏局领炒姜梅 （二陈半夏橘苓草姜梅） 联想：两个姓陈的（二陈）和半夏，局长领着他们炒姜梅
	提示："局"是橘红，不是菊花	
茯苓丸	半夏 茯苓 枳壳 风化朴硝	口诀：茯苓丸夏令滞销 （茯苓丸夏苓枳硝）
	提示："滞"是枳壳，不是枳实	
温胆汤	半夏 陈皮 茯苓 甘草 竹茹 枳实	口诀：温胆汤二陈乳汁 （温胆汤二陈茹枳） 联想：温胆汤是二陈（大陈妹妹）的乳汁
	提示："二陈"指二陈汤（半夏、陈皮、茯苓、甘草），原方用橘红（陈皮外层的红皮），实际多用陈皮（包含橘红在内）	

燥湿化痰剂附方(3方):

导痰汤:半夏 橘红 赤茯苓 天南星 枳实 生姜

涤痰汤:半夏 橘红 茯苓 天南星 枳实 石菖蒲 人参 竹茹 甘草 生姜

十味温胆汤:半夏 陈皮 茯苓 甘草 枳实 酸枣仁 远志 北五味子 熟
　　　地 条参 生姜 大枣

 (二) 清热化痰剂（3方）

方名	组　成	组成记忆
清气化痰丸	胆南星 瓜蒌仁 杏仁 黄芩 枳实 制半夏 陈皮 茯苓	口诀:氢气花坛担心漏,姓秦指示二陈不要超 (清气化痰胆蒌姜,杏芩枳实二陈不要草) 联想:氢气球做的花坛就是担心漏气,姓秦的领导指示二陈(俩姓陈的)不要超量灌氢气
	提示:"二陈不要超"——二陈汤不要甘草(半夏、陈皮、茯苓)	
小陷胸汤	瓜蒌实 半夏 黄连	口诀:小仙兄,刮下脸 (小陷胸,瓜夏连)

方名	组　成	组成记忆
滚痰丸	礞石　大黄　沉香片黄芩	口诀:滚烫礞石大臣擒 （滚痰礞石大沉芩） 联想:滚烫的礞石(礞石烧红了)要大臣擒拿
	提示:"大臣"的"臣"是沉香,不是陈皮	

清化热痰剂附方(1方):
柴胡陷胸汤:柴胡　黄芩　半夏　黄连　瓜蒌仁　桔梗　枳实　生姜汁

 （三）润燥化痰剂（1方）

方名	组　成	组成记忆
贝母瓜蒌散	贝母　瓜蒌　桔梗茯苓　花粉　橘红	口诀:贝母瓜蒌,姐令分居 （贝母瓜蒌,桔苓粉橘） 联想:贝母和瓜蒌是两口子,姐姐命令他们分居(为什么?自己想)

 （四）温化寒痰剂（2方）

方名	组　成	组成记忆
苓甘五味姜辛汤	干姜　茯苓　甘草五味子　细辛	口诀:苓甘五味姜辛汤,君药是干姜

方名	组　成	组成记忆
三子养亲汤	莱菔子　白芥子　紫苏子	口诀:三子养亲来借书 　　(三子养亲莱芥苏)
	提示:芥、苏、莱三药孰为君药,视临床证候而定	

温化寒痰剂附方(1方):

冷哮丸:麻黄　川乌　细辛　蜀椒　白矾　牙皂　半夏　胆南星　杏仁　甘草　紫
　　菀茸　款冬花　姜汁　神曲

 (五) 治风化痰剂 (2方)

方名	组　成	组成记忆
半夏白术天麻汤(《医学心悟》)	半夏　天麻　白术　茯苓　橘红　甘草　姜　枣	口诀:夏天白住,邻居草姜枣 　　(夏天白术,苓橘草姜枣) 联想:这房子你夏天可以白住,有三个邻居:草、姜、枣
定痫丸	竹沥　胆南星　茯神　麦冬　川贝母　丹参　明天麻　全蝎　半夏　陈皮　茯苓　甘草　僵蚕　真琥珀　辰砂(朱砂)　姜汁　石菖蒲　远志	口诀:顶闲竹沥胆,茯神卖被单, 　　天蝎二陈参,互助讲长远 　　(定痫竹沥胆,茯神麦贝丹, 　　天蝎二陈蚕,琥朱姜菖远)

方名	组　成	组成记忆
		联想:顶闲的竹沥胆(虚拟人名),叫上茯神一起卖被单(反正闲着,小买卖也做点),天蝎座的二陈(俩姓陈的)来参与,他们互助要讲长远(不能干两天就退出)
	提示:"二陈"——二陈汤(半夏、陈皮、茯苓、甘草)	

治风化痰剂附方(1方):
半夏白术天麻汤(《脾胃论》):黄柏 干姜 天麻 苍术 茯苓 黄芪 泽泻 人参 白术 炒曲 半夏 麦芽 橘皮

十八、消食剂 (5方)

 （一）消食化滞剂（3方）

方名	组　成	组成记忆
保和丸	山楂 陈皮 半夏 连翘 莱菔子 茯苓 神曲	口诀:饱喝扎啤,下桥来领取(保和楂皮,夏翘莱苓曲) 联想:吃饱了如果还喝扎啤,就下桥来领取(吃饱了还喝啤酒?)

方名	组成	组成记忆
枳实导滞丸	大黄 黄芩 黄连 泽泻 枳实 白术 茯苓 神曲	口诀:到职将军,勤练这只祝福曲 (导滞大黄,芩连泽枳术茯曲) 联想:为欢迎到职的将军,勤练这只祝福的曲子
	提示:"将军"——大黄的别名	
木香槟榔丸	木香 槟榔 牵牛 莪术 黄连 黄柏 香附 大黄	口诀:木香郎,前额连摆像父皇 (木香榔,牵莪连柏香附黄) 联想:木香郎(虚拟人名)前额连续摆动像他的父皇
	提示:皇(黄)——大黄	
消食化滞剂附方(1方): 大安丸:保和丸加白术		

(二) 健脾消食剂 (2方)

方名	组成	组成记忆
健脾丸	白术 茯苓 人参 木香 砂仁 黄连 山药 麦芽 山楂 神曲 甘草 肉豆蔻 陈皮	口诀:健脾白领人,想杀黄山三仙炒肉皮 (健脾白苓人,香砂黄山三仙草肉皮)

方名	组　成	组成记忆
	提示:"黄山"——黄连、山药;"三仙"——麦芽、山楂、神曲	
肥儿丸	神曲 使君子 肉豆蔻 麦芽 黄连 胆汁 木香 槟榔	口诀:肥儿神使,肉扣麦芽连胆汁香槟 （肥儿神使,肉蔻麦芽连胆汁香槟） 联想:肥儿是神的天使,把肉扣在麦芽上,连胆汁香槟都洒了

十九、驱虫剂（2方）

方名	组　成	组成记忆
乌梅丸	乌梅 蜀椒 桂枝 人参 干姜 当归 黄柏 黄连 细辛 附子	口诀:妩媚蜀贵人,甘当白脸媳妇 （乌梅蜀桂人,干当柏连细附）
化虫丸	胡粉 鹤虱 枯矾 槟榔 苦楝根	口诀:化虫胡粉,何时哭殡苦楝根 （化虫胡粉,鹤虱枯槟苦楝根） 联想:苦楝根死了,化虫的胡粉何时哭殡

	提示:殡——停放灵柩。哭殡——在灵柩前哭

驱虫剂附方(2方):

连梅安蛔汤:胡黄连 川椒 雷丸 乌梅肉 黄柏 槟榔

理中安蛔汤:人参 白术 茯苓 干姜 川椒 乌梅

二十、涌吐剂（1方）

方　名	组　　成	组成记忆
瓜蒂散	瓜蒂 赤小豆	口诀:瓜地吃小豆 （瓜蒂赤小豆）

涌吐剂附方(3方):

盐汤探吐方:食盐

救急稀涎散:猪牙皂 白矾

参芦饮:人参芦

下篇　方剂功用记忆

（210方）

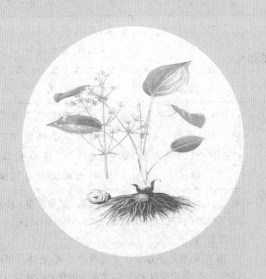

一、解表剂（17方）

方名	功用主治	功用记忆
麻黄汤	[功用]发汗解表，宣肺平喘 [主治]外感风寒表实证	口诀：麻黄汤，麻黄功 联想：麻黄汤的功用就是君药麻黄的前两个功效
	提示：麻黄的功效—发汗解表，宣肺平喘，利水消肿	
大青龙汤	[功用]发汗解表，兼清里热 [主治]外感风寒。溢饮	口诀：大龙发表情——热 （大龙发表清——热） 联想：大龙（在 qq 上）发表情——热
桂枝汤	[功用]解肌发表，调和营卫 [主治]外感风寒表虚证	口诀：鬼子鸡表调英味 （桂枝肌表调营卫） 联想：鬼子鸡（虚拟食品名）的表面调成英国味
	提示：1. 桂枝的功效是"发汗解肌，温通经脉，助阳化气"（"发汗解肌"和"解肌发表"内涵一样，再记个"调和营卫"就很容易了） 2. 麻黄汤、桂枝汤是最先学的两个方剂，老师讲得也最详细，一般听完课就记住了，其实不用费多心思编口诀	

方名	功用主治	功用记忆
九味羌活汤	[功用]发汗祛湿，兼清里热 [主治]外感风寒湿邪，内有蕴热证	口诀:九味寒食,减轻里热 （九味汗湿,兼清里热） 联想:九种味道的寒凉食物,能减轻里热
小青龙汤	[功用]解表散寒，温肺化饮 [主治]外寒内饮证	口诀:小龙姐表散文非花银 （小龙解表散温肺化饮） 联想:小龙女姐姐发表散文非花银子不可
	提示:1. 熟悉组成药性的人也可这样记:小青龙汤的君药是麻黄、桂枝,都解表散寒;臣药是细辛、干姜,都温肺化饮(细辛的功效:发汗解表,散寒祛风,止痛,温肺化饮;干姜的功效:温中、回阳,温肺化饮) 2. 小青龙汤是老师重点讲的方子,只需提示"寒饮"二字应该想起来	
止嗽散	[功用]宣利肺气，疏风止咳 [主治]风邪犯肺之咳嗽证	口诀:支书选飞机,舒服即可 （止嗽宣肺气,疏风止咳） 联想:支书选飞机,没什么挑剔,舒服即可

一、解表剂（17方）

（二）辛凉解表剂（5方）

方名	功用主治	功用记忆
银翘散	[功用]辛凉透表，清热解毒 [主治]温病初起	口诀:银翘新娘投标4 （银翘辛凉透表清热解毒） 联想:银翘(虚拟人名)的新娘投标4次
	提示:1. 本书把"清热解毒"简化为"4"及其近音字（似司丝寺死……），一是因为"清热解毒"是四个字，二是功用术语里很少有和"4"同音的字 2. 有的学生中药功效很熟，自编口诀:"银翘、银翘，功效颠倒。"意思是银花连翘的功效是"清热解毒，疏散风热"，颠倒一下就是"辛凉透表，清热解毒。"(金银花功效:清热解毒，疏散风热;连翘功效:清热解毒，疏散风热、消肿散结)——记忆效果也挺好，故附记于此	
桑菊饮	[功用]疏风清热，宣肺止咳 [主治]风温初起，邪客肺络证	口诀:赏菊抒情选非客 （桑菊疏清宣肺咳） 联想:赏菊抒情，选非洲客人参加
麻黄杏仁甘草石膏汤	[功用]辛凉疏表，清肺平喘 [主治]外感风邪，邪热壅肺证	口诀:麻姓干事,新亮鼠标庆飞船 （麻杏甘石,辛凉疏表清肺喘） 联想:麻姓干事,拿着又新又亮的鼠标,庆祝飞船上天

方名	功用主治	功用记忆
柴葛解肌汤(陶氏)	[功用]解肌清热 [主治]外感风寒， 　　　郁而化热证	口诀:柴葛解肌解肌清 联想:两个柴葛解肌汤功用 　　都是"解肌清热"
柴葛解肌汤(程氏)	[功用]解肌清热 [主治]外感风热， 　　　里热亦盛证	
	提示:本书将"清热"统一简化为"清"	
升麻葛根汤	[功用]解肌透疹 [主治]麻疹初起	口诀:升麻葛根,阶级斗争 　　(升麻葛根,解肌透疹)
	提示:柴葛解肌汤和升麻葛根汤方名都有"葛根",功用都有"解肌"	

🍃 (三) 扶正解表剂 (6方)

方名	功用主治	功用记忆
败毒散	[功用]散寒祛湿， 　　　益气解表 [主治]气虚，外感 　　　风寒湿证	口诀:百度山,三韩去试 　　仪表 　　(败毒散,散寒祛湿 　　益表) 联想:在"百度山"里,三个 　　韩国人去试仪表

方名	功用主治	功用记忆
参苏饮	[功用] 益气解表，理气化痰 [主治]气虚外感风寒，内有痰湿证	口诀:神速一镖立即瘫 　　（参苏益表理气痰） 联想:武打片情节
	提示:本书将"益气"统一简化为"益"；将"化痰"统一简化为"痰"	
再造散	[功用] 助阳益气，解表散寒 [主治]阳气虚弱，外感风寒表证	口诀:在早上,猪羊一起接彪三 　　（再造散,助阳益气解表散） 联想:在早上,猪羊一起接彪三(虚拟人名)
	提示:本书"散寒"常简化为"散"及其谐音字	
麻黄细辛附子汤	[功用] 助阳解表 [主治]素体阳虚，外感风寒表证	口诀:马戏父子猪羊接镖 　　（麻细附子助阳解表） 联想:演马戏的父子让猪羊接飞镖
加减葳蕤汤	[功用] 滋阴解表 [主治]阴虚外感风热证	口诀:very 知音借表 　　（葳蕤滋阴解表） 联想:非常（very）知音的才借他表呢

方名	功用主治	功用记忆
葱白七味饮	[功用]养血解表 [主治]血虚外感风寒证	口诀:葱白七味养血解表

二、泻下剂（13方）

 （一）寒下剂（3方）

方名	功用主治	功用记忆
大承气汤	[功用]峻下热结 [主治]阳明腑实证,热结旁流证,里热实证而见热厥、痉病、发狂者	口诀:大承峻下热结
大陷胸汤	[功用]泻热逐水 [主治]水热互结之大结胸证	口诀:大仙斜卧煮水 （大陷泻热逐水） 联想:大仙斜卧煮水——某工艺品造型
	提示:本书中常用"我"及其谐音字(卧、窝、握……)代表"热"字	

方名	功用主治	功用记忆
大黄牡丹汤	[功用]泻热破瘀，散结消肿 [主治]肠痈初起，湿热瘀滞证	口诀：大黄牡丹，斜坡8种 　　（大黄牡丹，泻破散结肿） 联想：又大又黄的牡丹花斜坡上有8种
	提示：本书用"8"及其谐音字（如爸）代表"散结"。一是8与"散结"可组成"三八节"，易于联想；二是因为功用术语里没有8的同音字，不易混淆	

（二）温下剂（3方）

方名	功用主治	功用记忆
大黄附子汤	[功用]温里散寒，通便止痛 [主治]寒积里实证	口诀：大黄父子问李三，铜变铜 　　（大黄附子温里散，通便痛） 联想：大黄父子问燕子李三，"铜变铜"是咋回事
	提示：本书中"散寒"都用"散"及其谐音字（三、伞……）代表	

方名	功用主治	功用记忆
温脾汤	[功用]攻下冷积， 温补脾阳 [主治]阳虚冷积证	口诀：温脾温啤，供虾冷极 　　　（温脾温脾，攻下冷积） 联想："温脾饭店"供应温的 　　　啤酒，但供应的虾却 　　　冷极
	提示：温脾汤先记"温啤"（温补脾阳），后记"攻下冷积"，这样容易记，并不影响温脾汤功用原义	
三物备急丸	[功用]攻下寒积 [主治]寒实腹痛	口诀：三物备急，攻下寒积

🎵 (三) 润下剂 (3方)

方名	功用主治	功用记忆
麻子仁丸	[功用]润肠泄热， 行气通便 [主治]胃肠燥热，脾 约便秘证	口诀：骂人玩常惹姓下 　　　（麻仁丸肠热行便） 联想：某人无聊骂人玩，常 　　　惹姓下的人生气
	提示：本书中"行气"常简化为"行"及其谐音字	
五仁丸	[功用]润肠通便 [主治]津枯便秘	口诀：五人常变 　　　（五仁肠便）

方名	功用主治	功用记忆
济川煎	[功用]温肾益精， 润肠通便 [主治]肾虚便秘	口诀：几船煎，文圣已经尝遍 （济川煎，温肾益精 肠便） 联想：几船煎饼，文圣人已 经尝遍了
	提示：本书将"润肠"化简为"肠"；将"通便"化简为"便"	

（四）逐水剂（2方）

方名	功用主治	功用记忆
十枣汤	[功用]攻逐水饮 [主治]1. 悬饮 2. 水肿	口诀：十枣汤公主睡饮 （十枣汤攻逐水饮） 联想：十枣汤是公主睡觉前 饮用的
禹功散	[功用]逐水通便， 行气消肿 [主治]阳水	口诀：禹功逐水铜鞭醒众 （禹功逐水通便行肿） 联想：禹的功劳是逐水，逐 水时每天用铜鞭叫醒 众人

方名	功用主治	功用记忆
黄龙汤	[功用]泻下热结，益气养血 [主治]阳明腑实，气血不足证	口诀:黄龙谢我姐一起学（黄龙泻热结益气血） 联想:黄龙谢谢我姐跟他一起学习
增液承气汤	[功用]滋阴增液，泻热通便 [主治]阳明热结阴亏证	口诀:增液——滋阴增液 承气——泻热通便 联想:本方是增液汤和承气汤的合方，增液汤功效就是增液（滋阴增液），承气汤功效是泻热通便

三、和解剂（7方）

（一）和解少阳剂（3方）

方名	功用主治	功用记忆
小柴胡汤	[功用]和解少阳	口诀:小柴胡和解少阳

方名	功用主治	功用记忆
	[主治]1. 伤寒少阳证 2. 妇人中风，热入血室 3. 疟疾、黄疸等病而见少阳证者	
蒿芩清胆汤	[功用]清胆利湿，和胃化痰 [主治]少阳湿热痰浊证	口诀:好琴清代，清代历史和为贪 （蒿芩清胆，清胆利湿和胃痰） 联想:弹好琴唱清代，唱清代历史上的和珅为贪官
截疟七宝饮	[功用]燥湿祛痰，理气截疟 [主治]痰湿疟疾	口诀:截疟早谈，立即截疟 （截疟燥痰，理气截疟） 联想:截疟的事早上谈好了，决定立即截疟

（二）调和肝脾剂（3方）

方名	功用主治	功用记忆
四逆散	[功用]透邪解郁，疏肝理脾	口诀:四逆山头写结语，树干里皮

方名	功用主治	功用记忆
	[主治]1. 阳郁厥 逆证 2. 肝脾不 和证	（四逆散透邪解郁,疏 肝理脾） 联想:在四逆山头写结语, 用树干里的皮当纸写
逍遥散	[功用]疏肝解郁, 养血健脾 [主治]肝郁血虚脾 弱证	口诀:小姚叔干预洋学剑 （逍遥疏肝郁养血健） 联想:小姚叔干预洋人学中 国剑
	提示:本书口诀中的"健"音字(见、剑……)代表"健脾"	
痛泻要方	[功用]补脾柔肝, 祛湿止泻 [主治]脾虚肝郁之 痛泻	口诀:童鞋要放布匹若干, 去试制鞋 （痛泻要方补脾柔肝, 祛湿止泻） 联想:做童鞋要放布匹若 干,去试制新鞋

（三）调和寒热剂（1方）

方名	功用主治	功用记忆
半夏泻 心汤	[功用]寒热平调, 散结除痞	口诀:半夏写信:寒热瓶挑, 拔粗皮

方名	功用主治	功用记忆
	[主治]寒热互结之 痞证	(半夏泻心:寒热平调, 散结除痞) 联想:半夏给亲人写信嘱 咐,喝酒寒热瓶要挑, 选拔粗皮的

四、清热剂（23方）

（一）清气分热剂（2方）

方名	功用主治	功用记忆
白虎汤	[功用]清热生津 [主治]阳明气分热 盛证	口诀:白虎青筋(白虎清津) 联想:白老虎全身都是青筋
竹叶石膏汤	[功用]清热生津, 益气和胃 [主治]伤寒、温病、 暑病余热未 清,气津两 伤证	口诀:竹叶、石膏、白虎一起 喝尾 (竹叶、石膏、清热生津 益气和胃) 联想:竹叶、石膏、白虎(白 虎汤——清热生津) 一起喝鸡尾酒

（二）清营凉血剂（2方）

方名	功用主治	功用记忆
清营汤	[功用]清营解毒，透热养阴 [主治]热入营分证	口诀:清营汤,清营赌,偷我银 （清营汤,清营毒,透热阴）
	提示:功用中"解毒"一律化简为"毒";"养阴"、"滋阴"化简为"阴"	
犀角地黄汤	[功用]清热解毒，凉血散瘀 [主治]热入血分证	口诀:洗脚地方死两鱼 （犀角地黄四凉瘀） 联想:洗脚的地方死了两条鱼
	提示:"死"是"4"（清热解毒）的谐音	

（三）气血两清剂（1方）

方名	功用主治	功用记忆
清瘟败毒饮	[功用]清热解毒，凉血泻火 [主治]温病气血两燔证	口诀:清瘟败毒四两泻火 （清瘟败毒四凉泻火） 联想:用清瘟败毒饮四两可泻火

(四) 清热解毒剂 (6方)

方名	功用主治	功用记忆
黄连解毒汤	[功用]泻火解毒 [主治]三焦火毒热盛证	口诀:黄连解毒泻火毒 联想:黄连的功效就是"泻火解毒"
	提示:黄连的功效——清热燥湿,泻火解毒	
凉膈散	[功用]泻火通便,清上泄下 [主治]上中二焦火热证	口诀:凉膈散,凉上下,上泻火,下通便,清了上,泄了下 联想:"膈"把体腔分为上下两部分,凉膈散使膈上膈下都凉了。膈上"泻火",膈下"通便",既清了上,又泄了下
普济消毒饮	[功用]清热解毒,疏风散邪 [主治]大头瘟	口诀:普济寺,树缝三鞋 (普济四,疏风散邪) 联想:普济寺发现树缝里有三只鞋(谁的?)
	提示:"寺"是"4"(清热解毒)的谐音	
仙方活命饮	[功用]清热解毒,消肿溃坚,活血止痛	口诀:活命四种盉剑活动 (活命4肿溃坚活痛)

方名	功用主治	功用记忆
	[主治]痈疡肿毒初起	联想:斯巴达克思在斗兽场上为了活命,只好选了四种盔剑,开始活动(准备与另一角斗士拼命)
五味消毒饮	[功用]清热解毒,消散疔疮 [主治]火毒结聚之疔疮	口诀:五味消毒,四消疔疮 (五味消毒,4消疔疮) 联想:五味消毒饮里有四味药消疔疮
四妙勇安汤	[功用]清热解毒,活血止痛 [主治]热毒炽盛之脱疽	口诀:四妙勇安四活痛

(五) 清脏腑热剂 (9方)

方名	功用主治	功用记忆
导赤散	[功用]清心利水养阴 [主治]心经火热证	口诀:盗吃青芯里水银 (导赤清心利水阴) 联想:强盗吃的是青芯里的水银,怪不怪?
	提示:本书"利水"都化简为"水"	

方名	功用主治	功用记忆
龙胆泻肝汤	[功用]清泻肝胆实火,清利肝经湿热 [主治]1.肝胆实火上炎证 2.肝经湿热下注证	口诀:龙胆泻肝清泻肝,清利肝 联想:"清泻肝"什么?——实火 ——清泻肝胆实火 "清利肝"什么?——湿热 ——清利肝经湿热
左金丸	[功用]清泻肝火,降逆止呕 [主治]肝火犯胃证	口诀:做金肝火将你殴 (左金肝火降逆呕) 联想:做金首饰的人突然动肝火,将你殴打一顿 (你怎么惹着他了?)
泻白散	[功用]清泻肺热,止咳平喘 [主治]肺热喘咳证	口诀:泻白泻肺热,止咳喘 联想:泻白的"泻"是泻热,"白"代表肺,方名就提示功用是"泻肺热",肺热肯定有咳喘,清肺热肯定能"止咳平喘"

方名	功用主治	功用记忆
苇茎汤	[功用]清肺化痰，逐瘀排脓 [主治]肺痈，热毒壅滞，痰瘀互结证	口诀：为京请非谈，注意派能（苇茎清肺痰，逐瘀排脓） 联想：为北京请非洲人谈判，注意要派能懂中国话的人来
清胃散	[功用]清胃凉血 [主治]胃火牙痛	口诀：清胃散，清胃凉 联想：清胃散功用一共4个字，方名里就提示两个字（清胃），还有"凉血"二字，多好记
玉女煎	[功用]清胃热，滋肾阴 [主治]胃热阴虚证	口诀：玉女胃热肾阴虚，少阴不足阳明余 ↓　　　↓ 清胃热　滋肾阴
芍药汤	[功用]清热燥湿，调气和血 [主治]湿热痢疾	口诀：芍药清早跳起和谐（芍药清燥调气和血） 联想：满园芍药清早一起跳起和谐舞。（芍药是植物，怎么会跳舞？）

方名	功用主治	功用记忆
白头翁汤	[功用] 清热解毒， 凉血止痢 [主治] 热毒痢疾	口诀：白头翁汤白头功 联想：白头翁汤功用就是白 头翁的功效
	提示：白头翁功效——清热解毒，凉血止痢	

🌀 (六) 清虚热剂 (3方)

方名	功用主治	功用记忆
青蒿鳖甲汤	[功用] 养阴透热 [主治] 温病后期，邪 伏阴分证	口诀：青蒿鳖甲阴透热 联想：7个字口诀，其中4字 是方名，若记不住肯 定是不想记，对吧？
清骨散	[功用] 清虚热，退 骨蒸 [主治] 肝肾阴虚，虚 火内扰证	口诀：清骨散清骨 联想："清"是清虚热，"骨" 是退骨蒸
当归六黄汤	[功用] 滋阴泻火， 固表止汗 [主治] 阴虚火旺 盗汗	口诀： 六黄 ⎧ 二地黄——滋阴 ⎨ 三黄——泻火 ⎩ 黄芪——固表止汗

五、祛暑剂 (4 方)

(一) 祛暑解表剂 (1 方)

方名	功用主治	功用记忆
香薷散	[功用]祛暑解表， 化湿和中 [主治]阴暑	口诀：相如去叔借表、滑石和钟 （香薷祛暑解表，化湿和中） 联想：蔺相如去找他叔叔借表、滑石和钟（干什么用?）

(二) 祛暑利湿剂 (2 方)

方名	功用主治	功用记忆
六一散	[功用]清暑利湿 [主治]暑湿证	口诀：六一请书市 （六一清暑湿） 联想：六一儿童节，请到书市
桂苓甘露散	[功用]清暑解热， 化气利湿 [主治]暑湿证	口诀：桂林赶路暑热，花旗里湿 （桂苓甘露暑热，化气利湿）

方名	功用主治	功用记忆
		联想:夏天上桂林,赶路,暑热出汗,花旗袍里面都湿了

（三）祛暑益气剂（1方）

方名	功用主治	功用记忆
清暑益气汤	[功用]清暑益气,养阴生津 [主治]暑热气津两伤证	口诀:清暑益气,清暑益气阴生津

六、温里剂（10方）

（一）温中祛寒剂（4方）

方名	功用主治	功用记忆
理中丸	[功用]温中祛寒,补气健脾	口诀:李总温总,去韩不去健 （理中温中,祛寒补气健）

方名	功用主治	功用记忆
	[主治]1. 脾胃虚寒证 2. 阳虚失血证 3. 中阳不足,阴寒上乘胸痹;脾气虚寒,不能摄津之病后多涎唾;中阳虚损,土不荣木之小儿慢惊等	联想:李总和温总(两个老总)去韩国不去健身房
小建中汤	[功用]温中补虚,和里缓急 [主治]中焦虚寒,肝脾失调,阴阳不和证	口诀:小件文中,不许河里换鸡 (小建温中,补虚和里缓急) 联想:小文件文中规定,不许在河里换鸡(什么文件!)
吴茱萸汤	[功用]温中补虚,降逆止呕 [主治]1. 胃寒呕吐证	口诀:吴茱萸稳重,不需讲,你只欧 (吴茱萸温中,补虚降,逆止呕)

六 温里剂(10方)

99

方名	功用主治	功用记忆
	2. 肝胃上逆证 3. 肾寒上逆证	联想：吴茱萸这个人很稳重，不需要多讲，你只要"欧"一声，他就明白你的意思了
大建中汤	[功用]温中补虚，缓急止痛 [主治]中阳虚衰，阴寒内盛之脘腹疼痛	口诀：大件文中不许还去稚童 （大建温中补虚缓急止痛） 联想：大件文中规定，不许还去幼稚儿童

(二) 回阳救逆剂 (2方)

方名	功用主治	功用记忆
四逆汤	[功用]回阳救逆 [主治]少阴病，心肾阳衰寒厥证	口诀：四逆四逆，回阳救逆
回阳救急汤	[功用]回阳固脱，益气生脉 [主治]寒邪直中三阴，真阳衰微证	口诀：回羊救急回羊，骨头一起生卖 （回阳救急回阳，固脱益气生脉） 联想：回羊能救急？那就牵回个羊，连骨头一起生着卖（救什么急？）

（三）温经散寒剂（4方）

方名	功用主治	功用记忆
当归四逆汤	[功用]温经散寒，养血通脉 [主治]血虚寒厥证	口诀：当归四逆问京山羊血桶卖？ （当归四逆温经散养血通脉） 联想：当归四逆（虚拟人名）问：北京的山羊血是按桶卖吗？
黄芪桂枝五物汤	[功用]益气温经，和血通痹 [主治]血痹	口诀：黄芪桂五一起文静喝雪碧 （黄芪桂五益气温经和血痹） 联想：黄芪桂五（两个虚拟人名）一起文静地喝雪碧
暖肝煎	[功用]温补肝肾，行气止痛 [主治]肝肾不足，寒滞肝脉证	口诀：$\begin{cases}暖肝——温补肝肾\\煎——（见）行动\end{cases}$
	提示：由"煎"想到"见"，再想到"见行动"（行痛）	

方名	功用主治	功用记忆
阳和汤	[功用]温阳补血，散寒通滞 [主治]阴疽	口诀：羊喝汤问羊补血三同志 　　　（阳和汤温阳补血散通滞） 联想：看见羊喝汤，问羊为什么喝汤？回答：补血，三个同志都喝了

七、表里双解剂（5 方）

🌀（一）解表清里剂（1 方）

方名	功用主治	功用记忆
葛根黄芩黄连汤	[功用]解表清里 [主治]表证未解，邪热入里证	口诀：葛根芩连，解表清里 联想：葛根解表，芩连清里

🌀（二）解表温里剂（1 方）

方名	功用主治	功用记忆
五积散	[功用]发表温里，顺气化痰，	口诀：五寄表问李顺气，谈活小鸡

方名	功用主治	功用记忆
	活血消积 [主治]外感风寒,内伤生冷证	(五积表温里顺气,痰活消积) 联想:五次寄表格问李顺气(虚拟人名),让他谈救活小鸡的事

(三) 解表攻里剂 (3方)

方名	功用主治	功用记忆
大柴胡汤	[功用]和解少阳,内泻热结 [主治]少阳阳明合病	口诀:大柴小柴加哪(něi)些热姐? 联想:大柴胡汤就是小柴胡汤加"哪(něi)些热姐"(内泻热结)
防风通圣散	[功用]疏风解表,泻热通便 [主治]风热壅盛,表里俱实证	口诀:通圣叔疯劫表,写我通便 (通圣疏风解表,泻热通便) 联想:通圣叔(虚拟人名)疯了,抢劫了一张表格,写:我通便

七 表里双解剂 (5方)

方名	功用主治	功用记忆
疏凿饮子	[功用]泻下逐水，疏风消肿 [主治]阳水	口诀:疏凿吓住谁？树缝中 （疏凿下逐水，疏风肿） 联想:疏凿能吓住谁？就是躲在树缝中的那家伙

八、补益剂（23方）

 （一）补气剂（5方）

方名	功用主治	功用记忆
四君子汤	[功用]补气健脾 [主治]脾胃气虚证	口诀:四君子不起茧 （四君子补气健） 联想:四君子不干活,手上当然不起茧
参苓白术散	[功用]益气健脾,渗湿止泻 [主治]脾虚夹湿证	口诀:参苓白术四君,绅士致谢 （参苓白术四君,渗湿止泻） 联想:参苓白术四君子向绅士致谢
	提示:"四君"代表四君子汤的功用——"益气健脾"	

续表

方名	功用主治	功用记忆
补中益气汤	[功用]补中益气,升阳举陷 [主治]1. 脾胃气虚证 2. 气虚下陷证 3. 气虚发热证	口诀:补中益气,升阳举陷 联想:与清暑益气汤一起记(见祛暑剂)
	提示:与清暑益气汤相同点:都叫"××益气汤";第一功效都与方名相同(清暑益气,养阴生津)	
玉屏风散	[功用]益气固表止汗 [主治]表虚自汗	口诀:玉屏风,一股汗(玉屏风,益固汗)
	提示:"一股汗"的"汗"是止汗,不是发汗	
生脉散	[功用]益气生津,敛阴止汗 [主治]1. 温热、暑热耗气伤阴证 2. 久咳肺虚,气阴两虚证	口诀:生脉一期进,练音直喊(生脉益气津,敛阴止汗) 联想:生脉(虚拟人名)是一期进来的学员,练音时直着嗓子喊

八 补益剂(23方)

105

（二）补血剂（3方）

方名	功用主治	功用记忆
四物汤	[功用]补血和血 [主治]营血虚滞证	口诀：四物补血和血
当归补血汤	[功用]补气生血 [主治]血虚阳浮发热证	口诀：当归不学，不去上学 　　（当归补血，补气生血） 联想：当归（虚拟小孩名）不爱学习，经常不去上学
归脾汤	[功用]益气补血，健脾养心 [主治]1. 心脾气血两虚证 　　2. 脾不统血证	口诀：龟皮一步靴，见样新 　　（归脾益补血，健养心） 联想：龟皮做的"一步靴"，谁见了都说样子新

（三）气血双补剂（2方）

方名	功用主治	功用记忆
八珍汤	[功用]益气补血 [主治]气血两虚证	口诀：八珍补气血 联想：四君补气，四物补血，合成八珍补气血

方名	功用主治	功用记忆
泰山磐石散	[功用]益气健脾，养血安胎 [主治]堕胎，滑胎	口诀：泰山一起见血案 （泰山益气健血安） 联想：在泰山我们一起遇见血案

🌀（四）补阴剂（6方）

方名	功用主治	功用记忆
六味地黄丸	[功用]填精滋阴补肾 [主治]肾阴精不足证	口诀：六位田径自饮补肾 （六味填精滋阴补肾） 联想：六位搞田径的自饮补肾汤
左归丸	[功用]滋阴补肾，填精益髓 [主治]真阴不足证	口诀：左归补肾阴精髓
大补阴丸	[功用]滋阴降火 [主治]阴虚火旺证	口诀：大补阴，阴降火
一贯煎	[功用]滋阴疏肝 [主治]肝肾阴虚，肝气郁滞证	口诀：一贯煎，阴疏肝

方名	功用主治	功用记忆
百合固金汤	[功用]滋润肺肾, 止咳化痰 [主治]肺肾阴亏,虚火上炎证	口诀:百合固金润肺肾,止咳痰
益胃汤	[功用]养阴益胃 [主治]胃阴不足证	口诀:益胃,养阴益胃

🌀（五）补阳剂（2方）

方名	功用主治	功用记忆
肾气丸	[功用]补肾助阳, 化生肾气 [主治]肾阳气不足证	口诀:肾气丸,助阳化肾气
右归丸	[功用]温补肾阳, 填精益髓 [主治]肾阳不足,命门火衰证	口诀:右归补肾阳精髓 联想:与左归丸一起记(见补阴剂)
	提示:左归丸的功效为滋阴补肾,填精益髓。与右归丸都有"补肾,填精益髓",所不同者——左归补阴,右归补阳(左为阴,右为阳)。两方对比好记多了	

(六) 阴阳并补剂 (3方)

方名	功用主治	功用记忆
地黄饮子	[功用]滋肾阴,补肾阳,开窍化痰 [主治]喑痱证	口诀:地黄饮子,阴阳开坛 (地黄饮子,阴阳开痰) 联想:地黄饮子(虚拟饮料名),在阴阳平衡时开坛
龟鹿二仙胶	[功用]滋阴填精,益气壮阳 [主治]真元虚损,精血不足证	口诀:龟鹿二仙交,只因天津一起撞羊 (龟鹿二仙胶,滋阴填精益气壮阳) 联想:龟鹿二仙怎样交上朋友?只因在天津一起撞过羊
七宝美髯丹	[功用]补益肝肾,乌发壮骨 [主治]肝肾不足证	口诀:七宝美髯补肝肾无法估 (七宝美髯补肝肾乌发骨) 联想:七宝美髯丹补肝肾的作用无法估量

方名	功用主治	功用记忆
炙甘草汤	[功用]滋阴养血，益气温阳，复脉定悸 [主治]1. 阴血不足，阳气虚弱证 2. 虚劳肺痿	口诀:炙甘草因学仪器问养父买顶级 　（炙甘草阴血益气温阳复脉定悸） 联想:炙甘草（虚拟人名）因为要学仪器,问养父要钱买顶级仪器
补天大造丸	[功用]补五脏虚损 [主治]虚劳	口诀:补天大造五脏虚

九、固涩剂（10方）

方名	功用主治	功用记忆
牡蛎散	[功用]敛阴止汗，益气固表 [主治]自汗、盗汗证	口诀:牡蛎联姻,只喊一汽姑表 　（牡蛎敛阴,止汗益气固表）

方名	功用主治	功用记忆
		联想：牡蛎联姻，只喊一汽(第一汽车厂)的姑表亲戚来参加婚礼

 (二) 敛肺止咳剂 (1方)

方名	功用主治	功用记忆
九仙散	[功用]敛肺止咳，益气养阴 [主治]久咳伤肺，气阴两伤证	口诀：九仙敛废纸壳，一起养蚓 　　（九仙敛肺止咳，益气养阴） 联想：九个神仙敛(收)废纸壳，一起养蚯蚓

 (三) 涩肠固脱剂 (3方)

方名	功用主治	功用记忆
真人养脏汤	[功用]涩肠固脱，温补脾肾 [主治]久泻久痢，脾肾虚寒证	口诀：真人养脏，市场骨头，温补脾肾 　　（真人养脏，涩肠固脱，温补脾肾） 联想：真人养脏的方法，是到市场买骨头温补肝肾

九 固涩剂（10方）

方名	功用主治	功用记忆
四神丸	[功用]温肾暖脾，固肠止泻 [主治]肾脾阳虚之五更泻	口诀：四神文身暖屁股常止泻 （四神温肾暖脾固肠止泻）
桃花汤	[功用]涩肠止痢，温中散寒 [主治]虚寒痢	口诀：桃花设厂治理问中韩 （桃花涩肠止痢温中寒） 联想：桃花开设工厂治理中韩问题

❀（四）涩精止遗剂（3方）

方名	功用主治	功用记忆
金锁固精丸	[功用]补肾涩精 [主治]肾虚不固之遗精	口诀：金锁固精，补肾涩精
桑螵蛸散	[功用]调补心肾，涩精止遗 [主治]心肾两虚证	口诀：桑螵蛸，调补心肾涩精遗
缩泉丸	[功用]温肾祛寒，缩尿止遗 [主治]膀胱虚寒证	口诀：缩泉瘟神去韩，说鸟旨意 （缩泉温肾祛寒，缩尿止遗） 联想：缩泉瘟神去韩国，说这是鸟的旨意

(五) 固崩止带剂 (2方)

方名	功用主治	功用记忆
固冲汤	[功用]益气健脾，固冲摄血 [主治]脾肾虚弱，冲脉不固证	口诀：固冲意见固冲摄血 （固冲益健固冲摄血） 联想：固冲的意见是由固冲摄血
易黄汤	[功用]补益脾肾，清热祛湿，收涩止带 [主治]脾肾虚弱，湿热带下	口诀：一黄汤不批申请去市收贷 （易黄汤补脾肾清祛湿收带） 联想：卖一黄汤不能批准，再申请去市场收贷

十、安神剂 (6方)

(一) 重镇安神剂 (2方)

方名	功用主治	功用记忆
朱砂安神丸	[功用]镇心安神，清热养血 [主治]心火亢盛，阴血不足证	口诀：朱砂安神，真心安神，请我扬雪 （朱砂安神，镇心安神，清热养血）

方名	功用主治	功用记忆
		联想：朱砂安神，是真心的安神，安神时请我扬雪
磁朱丸	[功用]重镇安神，交通心肾 [主治]心肾不交证	口诀：雌猪终身交通心肾 （磁朱重神交通心肾）

(二) 补养安神剂 (4方)

方名	功用主治	功用记忆
天王补心丹	[功用]滋阴养血，补心安神 [主治]阴虚血少，神志不安证	口诀：天王饮血不信俺神 （天王阴血补心安神） 联想：天王饮血，不信俺神 （俺神禁止饮血）
酸枣仁汤	[功用]养血安神，清热除烦 [主治]肝血不足，虚热内扰之虚烦不眠证	口诀：酸枣养神请吃饭 （酸枣养神清除烦） 联想：酸枣养了个神仙，天天请他吃饭

方名	功用主治	功用记忆
甘麦大枣汤	[功用]养心安神，和中缓急 [主治]脏躁	口诀：甘麦大枣养心神，河中还去 （甘麦大枣养心神，和中缓急） 联想：甘麦大枣吃了养心神，之后在河中还去（打谁？）
养心汤	[功用]补益气血，养心安神 [主治]气血不足，心悸不宁证	口诀：养心汤补气血养心，安神

十一、开窍剂（5方）

（一）凉开剂（4方）

方名	功用主治	功用记忆
安宫牛黄丸	[功用]清热解毒，豁痰开窍 [主治]邪热内陷心包证	口诀：俺公司货摊开敲 （安宫4豁痰开窍） 联想：俺公司的货摊开张时要敲鼓

方名	功用主治	功用记忆
紫雪	[功用]清热开窍，息风止痉 [主治]热闭心包，热盛动风证	口诀：自学请开桥洗净 （紫雪清开窍息痉） 联想：自学开车，请开到桥上把车洗净
至宝丹	[功用]清热开窍，化浊解毒 [主治]痰热内闭心包证	口诀：纸包轻巧花镯毒 （至宝清窍化浊毒） 联想：纸包很轻巧，但里面包的花镯子有毒
抱龙丸	[功用]清热化痰，开窍安神 [主治]小儿急惊，痰热闭窍之证	口诀：抱龙请谈巧安神 （抱龙清痰窍安神） 联想：抱着龙的先生，请谈巧安神的方法

（二）温开剂（1方）

方名	功用主治	功用记忆
苏合香丸	[功用]温通开窍，行气止痛 [主治]寒闭证	口诀：苏合香问童桥形桶 （苏合香温通窍行痛） 联想：苏合香（虚拟人名）问小童：桥形的桶在哪里

十二、理气剂（15 方）

（一）行气剂（9 方）

方名	功用主治	功用记忆
越鞠丸	[功用]行气解郁 [主治]六郁证	口诀：月菊姓于 （越鞠行郁）
柴胡疏肝散	[功用]疏肝解郁， 行气止痛 [主治]肝气郁滞证	口诀：柴胡疏肝，疏肝郁行动 （柴胡疏肝，疏肝郁行痛）
金铃子散	[功用]疏肝泄热， 活血止痛 [主治]肝郁化火证	口诀：金铃书写我活动 （金铃疏泄热活痛） 联想：金铃在书写，我在活动
瓜蒌薤白白酒汤	[功用]通阳散结， 行气祛痰 [主治]胸痹，胸阳 不振，痰气 互结证	口诀：瓜蒌薤白白酒，同杨 爸兴谈 （瓜蒌薤白白酒，通阳 散结行痰） 联想：吃着瓜蒌薤白喝白 酒，同杨爸高兴谈话
半夏厚朴汤	[功用]行气散结， 降逆化痰 [主治]梅核气	口诀：半夏厚朴星期霸泥潭 （半夏厚朴行气8降痰） 联想：半夏厚朴星期天要霸 占泥潭

方名	功用主治	功用记忆
枳实消痞丸	[功用]行气消痞,健脾和胃 [主治]脾虚气滞,寒热互结证	口诀:知识削皮,星期削皮,拣核喂 (枳实消痞,行气消痞,健和胃) 联想:知识分子削果皮,每星期都削皮,然后拣去核,喂你吃
厚朴温中汤	[功用]行气除满,温中燥湿 [主治]脾胃气滞寒湿证	口诀:猴婆刑满,问钟早死 (厚朴行满,温中燥湿) 联想:猴婆刑满该释放了,问看监狱的老钟,说猴婆早死了
天台乌药散	[功用]行气疏肝,散寒止痛 [主治]寒凝气滞证	口诀:天台吾要行书三通 (天台乌药行疏散痛) 联想:在天台吾要用行书写三通碑文
加味乌药汤	[功用]行气活血,调经止痛 [主治]肝郁气滞之痛经	口诀:加位巫妖星火挑京通 (加味乌药行活调经痛) 联想:加一位巫妖就把星星之火挑到北京通州

（二）降气剂（6方）

方名	功用主治	功用记忆
苏子降气汤	[功用]降气平喘，祛痰止咳 [主治]上实下虚之喘咳证	口诀：苏子降旗，将旗传堂客（苏子降气，降气喘痰咳） 联想：苏子降下旗帜，将旗帜传给他的堂客（湖南人把妻子叫堂客）
定喘汤	[功用]宣降肺气，清热化痰 [主治]痰热内蕴，风寒外束之哮喘	口诀：定喘——降肺、清痰 联想：怎样定喘？要降肺气、清除痰
四磨汤	[功用]行气降逆，宽胸散结 [主治]肝气郁结证	口诀：死磨星期将你宽胸吧（四磨汤行气降逆宽胸） 联想：死磨硬泡一星期，将你宽胸了吧
	提示："吧"是"8"的谐音，代表"散结"（见大黄牡丹汤的提示）	
旋覆代赭汤	[功用]降逆化痰，益气和胃 [主治]胃虚痰气逆阻证	口诀：旋覆带着泥坛一起喝味（旋覆代赭逆痰益气和胃）

方名	功用主治	功用记忆
		联想:旋覆花带着泥坛酒要和大家一起喝这个酒的味
橘皮竹茹汤	[功用]降逆止呃,益气清热 [主治]胃虚有热之呃逆	口诀:橘皮竹茹,你鹅疫情 (橘皮竹茹,逆呃益清) 联想:橘皮、竹茹,你的鹅出现疫情了(禽流感?)
丁香柿蒂汤	[功用]降逆止呃,温中益气 [主治]胃气虚寒之呃逆	口诀:丁香柿蒂将你讹,稳重亦气 (丁香柿蒂降逆呃,温中益气) 联想:丁香和柿蒂将你讹,稳重的你亦生气了

十三、理血剂（14方）

（一）活血祛瘀剂（9方）

方名	功用主治	功用记忆
桃核承气汤	[功用]逐瘀泻热 [主治]下焦蓄血证	口诀:桃核成器,珠玉谢我 (桃核承气,逐瘀泻热)

方名	功用主治	功用记忆
		联想:桃核(虚拟人名)成了大器,拿珍珠玉器来谢我(是我帮他成器的)
血府逐瘀汤	[功用]活血化瘀,行气止痛 [主治]胸中血瘀证	口诀:学府煮鱼,活鱼七桶(血府逐瘀,活瘀气痛) 联想:在学府煮鱼吃,先抬来活鱼七桶
补阳还五汤	[功用]补气,活血,通络 [主治]气虚血瘀之中风	口诀:补阳还五不活了(补阳还五补活络)
复元活血汤	[功用]活血祛瘀,疏肝通络 [主治]跌打损伤,瘀血阻滞证	口诀:复元活血输干了(复元活血疏肝络)
温经汤(《金匮要略》)	[功用]温经散寒,养血祛瘀 [主治]冲任虚寒,瘀血阻滞证	口诀:温经汤温养 { 温—温经散寒 养—养血祛瘀
生化汤	[功用]养血活血,温经止痛 [主治]血虚寒凝,瘀血阻滞证	口诀:生化养活文静童(生化养活温经痛) 联想:生化(虚拟人名)养活文静的儿童

十三 理血剂(14方)

方名	功用主治	功用记忆
桂枝茯苓丸	[功用]活血化瘀,缓消癥块 [主治]瘀阻胞宫证	口诀:桂枝茯苓,活鱼换小郑筷 　　(桂枝茯苓,活瘀缓消癥块) 联想:桂枝和茯苓两人用活鱼换小郑的筷子(什么筷子?)
失笑散	[功用]活血祛瘀,散结止痛 [主治]瘀血疼痛证	口诀:试销活鱼8桶 　　(失笑活瘀散结痛)
大黄䗪虫丸	[功用]活血消癥,去瘀生新 [主治]五劳虚极	口诀:大黄䗪虫活,蒸鱼省心 　　(大黄䗪虫活,癥瘀生新) 联想:大黄䗪虫干的活,就是蒸鱼,真省心

(二) 止血剂 (5方)

方名	功用主治	功用记忆
十灰散	[功用]凉血止血 [主治]血热妄行之上部出血证	口诀:石灰两只靴 　　(十灰凉止血) 联想:用石灰做两只靴子(能做吗?)

方名	功用主治	功用记忆
咳血方	[功用]清肝宁肺，凉血止血 [主治]肝火犯肺之咳血证	口诀:科学情感,宁废两指学 　(咳血清肝,宁肺凉止血) 联想:对学科学有情感,宁愿残废两根手指也要学
小蓟饮子	[功用]凉血止血，利水通淋 [主治]热结下焦之血淋、尿血	口诀:小蓟饮,两桶邻 　(小蓟饮,凉通淋) 联想:小蓟饮料两桶给邻居
槐花散	[功用]清肠止血，疏风行气 [主治]风热湿毒，壅遏肠道，损伤血络便血证	口诀:槐花清唱,学数星期 　(槐花清肠,血疏行气) 联想:槐花(虚拟艺人名)学清唱,学了数星期
黄土汤	[功用]温阳健脾，养血止血 [主治]脾阳不足,脾不统血证	口诀:黄土问杨戬养殖学 　(黄土温阳健养止血) 联想:黄土(设想是一个人名)问杨戬(《封神榜》《宝莲灯》中的人物)养殖学的问题(杨戬哪儿懂这个!)

十四、治风剂（11方）

（一）疏散外风剂（6方）

方名	功用主治	功用记忆
川芎茶调散	[功用]疏风止痛 [主治]外感风邪头痛	口诀:川芎插条-树-风-动 （川芎茶调-疏-风-痛） 联想:川芎（虚拟人名）在土里插枝条,这枝条噌噌地就长成树了,树大招风,风吹树动
大秦艽汤	[功用]疏风清热,养血活血 [主治]风邪初中经络证	口诀:大秦教书,蜂请我养活 （大秦艽疏,风清热养活） 联想:大秦（虚拟人名）教书去了,他的蜂（蜜蜂）请我养活
消风散	[功用]疏风养血,清热除湿 [主治]风疹,湿疹	口诀:小冯叔疯,央学惹出事 （消风疏风,养血热除湿） 联想:小冯叔疯了,在中央学堂惹出事

方名	功用主治	功用记忆
牵正散	[功用]祛风化痰，通络止痉 [主治]风痰阻于头面经络所致口眼㖞斜	口诀：签证去奉化探罗京 （牵正祛风化痰络痉） 联想：我办签证，去浙江奉化（蒋介石老家）探望朋友罗京（虚拟人名）
小活络丹	[功用]祛风除湿，化痰通络，活血止痛 [主治]风寒湿痹	口诀：小活络丹小活络 小——（小区）—祛风除湿 活—活血止痛 络——（落花）—化痰通络
玉真散	[功用]祛风化痰，定搐止痉 [主治]破伤风	口诀：玉真牵正，通络改定搐 联想：玉真散的功用与牵正散基本相同，把牵正散的"通络止痉"改成"定搐止痉"就是玉真散

（二）平息内风剂（5方）

方名	功用主治	功用记忆
羚角钩藤汤	[功用]凉肝息风，增液舒筋 [主治]肝热生风证	口诀：羚角钩藤，两个媳妇，赠耶稣金 （羚角钩藤，凉肝息风，增液舒筋） 联想：羚角和钩藤是两个媳妇，她们赠给耶稣金子

方名	功用主治	功用记忆
镇肝熄风汤	[功用]镇肝息风，滋阴潜阳 [主治]类中风	口诀：镇肝息风，镇肝息风，值钱 联想：记镇肝息风汤的功用，把"镇肝息风"重复两遍，再记两个字"值钱"（滋阴潜阳）
天麻钩藤饮	[功用]平肝息风，清热活血，补益肝肾 [主治]肝阳偏亢，肝风上扰证	口诀：天狗评戏，轻活不干甚（天钩平息，清活补肝肾） 联想：天狗（虚拟人名）原是唱评戏的，轻活不干什么
大定风珠	[功用]滋阴息风 [主治]阴虚风动证	口诀：顶风自习（定风滋息） 联想：我顶着风上自习
阿胶鸡子黄汤	[功用]滋阴养血，柔肝息风 [主治]邪热久羁，阴血不足，虚风内动证	口诀：阿胶滋阴养血，鸡子肉干息风 （阿胶滋阴养血，鸡子柔肝息风） 联想：阿胶滋阴养血，鸡子做的肉干可息风止痉

十五、治燥剂（7方）

（一）轻宣外燥剂（3方）

方名	功用主治	功用记忆
杏苏散	[功用]轻宣凉燥，理肺化痰 [主治]外感凉燥证	口诀:行速,请选凉早立飞毯 （杏苏,轻宣凉燥理肺痰） 联想:若想行动迅速,请选凉爽的早晨立正站在飞毯上,到哪都快(忽悠人呢吧)
桑杏汤	[功用]清宣温燥，润肺止咳 [主治]外感温燥证	口诀:桑杏青鲜,问造人,废纸刻 （桑杏清宣,温燥润,肺止咳） 联想:桑树上结杏又青又鲜,问造这树的人怎么回事,这人说是用废纸刻的(又忽悠人了)
清燥救肺汤	[功用]清燥润肺，益气养阴 [主治]温燥伤肺证	口诀:清燥救肺汤清燥润肺,一气仰饮 （清燥救肺汤清燥润肺,益气养阴）

方名	功用主治	功用记忆
		联想:清燥救肺汤,能清燥润肺,一口气仰着脖子饮完

(二) 滋润内燥剂 (4方)

方名	功用主治	功用记忆
麦门冬汤	[功用]滋养肺胃,降逆下气 [主治]1. 虚热肺痿 2. 胃阴不足证	口诀:卖门东子羊费,为奖你下棋 (麦门冬滋养肺,胃降逆下气) 联想:这是卖了门东边子羊的费用,为了奖励你下棋
养阴清肺汤	[功用]养阴清肺,解毒利咽 [主治]阴虚肺热之白喉	口诀:养阴清肺汤养阴清肺,读研 (养阴清肺汤养阴清肺,毒咽) 联想:养阴清肺汤能养阴清肺,清了肺去读研究生

方名	功用主治	功用记忆
琼玉膏	[功用]滋阴润肺，益气补脾 [主治]肺肾阴亏之肺痨	口诀：琼玉子引人非议起步批 （琼玉滋阴润肺益气补脾） 联想：琼玉子(虚拟人名)引人非议，因为他起步时的批文有问题
玉液汤	[功用]益气滋阴，固肾止渴 [主治]气阴两虚之消渴	口诀：玉液仪器自英，股神止渴 （玉液益气滋阴，固肾止渴） 联想：做玉液的仪器自英国来，可为股神止渴

十六、祛湿剂（21方）

（一）化湿和胃剂（2方）

方名	功用主治	功用记忆
平胃散	[功用]燥湿运脾，行气和胃	口诀：评委早运批杏，何为 （平胃燥运脾行，和胃）

方名	功用主治	功用记忆
	[主治]湿滞脾胃证	联想:评委早晨运批杏到比赛现场,意欲何为(莫非优胜者奖品是杏?)
藿香正气散	[功用]解表化湿,理气和中 [主治]外感风寒,内伤湿滞证	口诀:藿香解表,花饰礼盒中(藿香解表,化湿理和中) 联想:藿香(虚拟人名)解下手表,放到鲜花装饰的礼盒中(打算给谁?)

🌀（二）清热祛湿剂（7方）

方名	功用主治	功用记忆
茵陈蒿汤	[功用]清热利湿退黄 [主治]黄疸阳黄	口诀:茵陈蒿,茵陈功 联想:茵陈的功效是"清利湿热,退黄疸"。与茵陈蒿汤的功用相同
八正散	[功用]清热泻火,利水通淋 [主治]热淋	口诀:八正清火水淋 联想:八正清火用水淋

方名	功用主治	功用记忆
三仁汤	[功用]宣畅气机，清利湿热 [主治]湿温初起及暑温夹湿之湿重于热证	口诀：三人选长期记，情理是我 （三仁宣畅气机，清利湿热） 联想：三个人中选一个长期记者，按情理应该是我
甘露消毒丹	[功用]利湿化浊，清热解毒 [主治]温湿时疫之湿热并重证	口诀：甘露消毒，理石花桌四 （甘露消毒，利湿化浊4） 联想：用甘露牌消毒剂，消毒大理石花桌四张
连朴饮	[功用]清热化湿，理气和中 [主治]湿热霍乱	口诀：脸谱请画师，礼盒重 （连朴清化湿，理和中） 联想：画脸谱要请画师，给画师的礼盒很重
当归拈痛汤	[功用]利湿清热，疏风止痛 [主治]湿热相搏，外受风邪证	口诀：当归撵童，李氏青树洞 （当归拈痛，利湿清疏痛） 联想：当归（虚拟人名）撵一顽童，顽童躲进李氏青树洞
二妙散	[功用]清热燥湿 [主治]湿热下注证	口诀：二妙清燥

方名	功用主治	功用记忆
五苓散	[功用]利水渗湿，温阳化气 [主治]1. 蓄水证 2. 痰饮 3. 水湿内停证	口诀：无令，谁试闻氧化器 （五苓，水湿温阳化气） 联想：没有命令，谁试着闻闻"氧化器"（虚拟仪器名）
猪苓汤	[功用]利水渗湿，养阴清热 [主治]水热互结伤阴证	口诀：诸邻谁是羊姻亲 （猪苓水湿养阴清） 联想：诸位高邻，你们谁是羊的姻亲
防己黄芪汤	[功用]益气祛风，健脾利水 [主治]表虚之风水或风湿	口诀：防己黄芪一封减税 （防己黄芪益风健水） 联想：防己给黄芪一封减税的信
五皮散	[功用]利水消肿，理气健脾 [主治]水停气滞之皮水证	口诀：五皮水中利剑 （五皮水肿理健） 联想：五张皮就能换水中利剑（什么皮？）

(四) 温化寒湿剂 (4方)

方名	功用主治	功用记忆
苓桂术甘汤	[功用]温阳化饮,健脾利水 [主治]中阳不足之痰饮	口诀:领贵竹竿,温阳化饮,剑劈里水 　　(苓桂术甘,温阳化饮,健脾利湿) 联想:领很贵的竹竿(竹竿里有东西),在温暖的阳光下晒,想让竹竿里的冰化成饮料(温阳化饮),晒了半天,用剑一劈,里边流出水
甘草干姜茯苓白术汤	[功用]祛寒除湿 [主治]肾著病	口诀:草姜苓术祛寒湿
真武汤	[功用]温阳利水 [主治]1. 阳虚水泛证 2. 太阳病发汗太过,阳虚水泛证	口诀:真武问洋利税 　　(真武温阳利水) 联想:真的武警,问洋企业的利税情况
实脾散	[功用]温阳健脾,行气利水 [主治]脾肾阳虚,水气内停之阴水	口诀:实脾真武夹健行 联想:实脾散功用在真武汤的功用(温阳利水)中间夹上"健行"(健脾,行气)

(五) 祛湿化浊剂 (2方)

方名	功用主治	功用记忆
萆薢分清散(杨氏)	[功用]温肾利湿，分清化浊 [主治]下焦虚寒之膏淋，白浊	口诀:萆薢分清,笔写分清 { 笔写—文身历史 (萆薢温肾利湿) 分清—分清化浊
完带汤	[功用]补脾疏肝，化湿止带 [主治]脾虚肝郁，湿浊下注之带下证	口诀:万代布匹树干,划时代 (完带补脾疏肝,化湿带) 联想:用万代的布匹包在树干上,创作划时代的艺术品

(六) 祛风胜湿剂 (2方)

方名	功用主治	功用记忆
羌活胜湿汤	[功用]祛风胜湿止痛 [主治]风湿犯表之痹证	口诀:羌活胜湿风湿痛 联想:药材羌活就能"祛风胜湿止痛"
	提示:羌活功效为发汗解表,祛风湿止痛	

方名	功用主治	功用记忆
独活寄生汤	[功用]祛风湿,止痹痛,益肝肾,补气血 [主治]痹证日久,肝肾两虚,气血不足证	口诀:独活寄生,风湿痹痛,肝肾气血 联想:独活寄生,风湿痹痛——很熟的词儿,又押韵,应该不费力就记住了。再记"肝肾气血",也不难吧(试试记住了吗?)
	提示:独活的功效——祛风湿止痛,解表 寄生的功效——祛风湿,补肝肾,强筋骨,安胎	

十七、祛痰剂（11方）

（一）燥湿化痰剂（3方）

方名	功用主治	功用记忆
二陈汤	[功用]燥湿化痰,理气和中 [主治]湿痰证	口诀:二陈澡堂里喝盅(二陈燥痰理和中) 联想:二陈(两个姓陈的人)在澡堂里喝两盅

方名	功用主治	功用记忆
茯苓丸	[功用]燥湿行气，软坚化痰 [主治]痰伏中脘，流注经络证	口诀:茯苓造型软糖 （茯苓燥行软痰） 联想:茯苓(虚拟人名)做行为艺术,造型像软糖
温胆汤	[功用]理气化痰，清胆和胃 [主治]胆胃不和,痰热内扰证	口诀:温胆礼堂清胆和胃 （温胆理痰清胆和胃） 联想:温胆(虚拟人名)在礼堂清理胆和胃

(二) 清热化痰剂（3方）

方名	功用主治	功用记忆
清气化痰丸	[功用]清热化痰，理气止咳 [主治]痰热咳嗽	口诀:请妻话谈,请谈理科 （清气化痰,理痰理咳） 联想:请妻子把话谈,请她谈理科(不谈文科)
小陷胸汤	[功用]清热化痰，宽胸散结 [主治]痰热互结之小结胸证	口诀:小仙兄清汤款熊霸 （小陷胸清痰宽胸8） 联想:小仙兄(虚拟人名)用清汤款待熊霸王
滚痰丸	[功用]泻火逐痰 [主治]实热老痰证	口诀:滚坛玩,卸货逐坛 （滚痰丸,泻火逐痰）

方名	功用主治	功用记忆
		联想:小孩子滚坛子玩—— 卸货(坛子)的时候, 让坛子滚,追逐坛子

(三) 润燥化痰剂 (1方)

方名	功用主治	功用记忆
贝母瓜蒌散	[功用]润肺清热, 理气化痰 [主治]燥痰咳嗽	口诀:背瓜人非请李谈 (贝瓜润肺清理痰) 联想:背瓜人非要请老李谈 (谈什么?)

(四) 温化寒痰剂 (2方)

方名	功用主治	功用记忆
苓甘五味姜辛汤	[功用]温肺化饮 [主治]寒饮咳嗽	口诀:江心蚊飞化鹰 (姜辛温肺化饮) 联想:江心的蚊子飞呀飞呀 就化成了鹰(怪不怪?)
三子养亲汤	[功用]温肺化痰, 降气消食 [主治]痰壅气逆食 滞证	口诀:三子文坛讲小时 (三子温痰降消食) 联想:三子(孔子、老子、孟 子)在文坛上讲一小时

方名	功用主治	功用记忆
半夏白术天麻汤	[功用]化痰息风，健脾祛湿 [主治]风痰上扰证	口诀:班主天麻谈熙凤监视 　（半术天麻痰息风健湿） 联想:班主任找天麻谈话，王熙凤(《红楼梦》人物)偷偷监视
定痫丸	[功用]涤痰息风，清热定痫 [主治]痰热痫证	口诀:订线地毯,媳妇亲订线 　（定痫涤痰,息风清定痫） 联想:订做线地毯,挑剔的媳妇亲自订线

十八、消食剂（5方）

 （一）消食化滞剂（3方）

方名	功用主治	功用记忆
保和丸	[功用]消食化滞，理气和胃 [主治]食积证	口诀:保和丸,消食化滞李和魏 　（保和丸,消食化滞理和胃）

方名	功用主治	功用记忆
		联想：保和丸能消食化滞，给老李和老魏吃
枳实导滞丸	[功用]消食导滞，清热祛湿 [主治]湿热食积证	口诀：知识岛之小石岛只请我去师 （枳实导滞消食导滞清热祛湿） 联想：知识岛是个小石头岛，只请我一人去那里当老师
木香槟榔丸	[功用]行气导滞，攻积泄热 [主治]痢疾，食积	口诀：木香槟榔星期到职公鸡谢我 （木香槟榔行气导滞攻积泄热） 联想：木香槟榔（虚拟人名）本星期到职，公鸡谢我（是我推荐的）

(二) 健脾消食剂 (2方)

方名	功用主治	功用记忆
健脾丸	[功用]健脾和胃，消食止泻	口诀：贱皮见脾和胃小时只鞋

方名	功用主治	功用记忆
	[主治]脾虚食积证	（健脾健脾和胃消食止泻） 联想："贱皮"（虚拟某人外号）见到脾和胃小时候的一只鞋
肥儿丸	[功用]杀虫消积，清热健脾 [主治]小儿疳积	口诀：肥儿傻笑寄请柬 （肥儿杀消积清健） 联想：肥胖的儿子傻笑着寄请柬

十九、驱虫剂（2方）

方名	功用主治	功用记忆
乌梅丸	[功用]温脏安蛔 [主治]蛔厥证	口诀：乌梅乌梅，温脏安蛔
化虫丸	[功用]杀肠中诸虫 [主治]肠中诸虫	口诀：化虫丸杀肠中虫

二十、涌吐剂（1方）

方名	功用主治	功用记忆
瓜蒂散	［功用］涌吐痰涎宿食 ［主治］痰涎、宿食壅滞胸脘证	口诀：瓜蒂吐痰食

附　方剂组成、功用
快速复习表

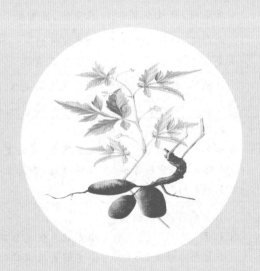

本表使用说明

1. 记完一章（节），可用本表进行学习效果自测。具体做法：将本表口诀部分遮住，只看方名，尝试从方名想起口诀和原文。如有困难，按表头的页码提示查阅本书相应内容。

2. 着急备考或只需记某些方的人，可先记本表口诀，再按页码查阅详细内容，加深理解——这是一种快捷记忆方式。

一、解表剂（17方）

（一）辛温解表剂（6方）

方名	组成记忆口诀(2)	功用记忆口诀(78)
麻黄汤	麻黄汤,麻桂杏草	麻黄汤,麻黄功
大青龙汤	大青龙,麻桂杏膏草姜枣	大龙发表情——热 大龙发表清热
桂枝汤	桂枝汤,桂枝芍药草姜枣	鬼子鸡表调英味 桂枝肌表调营卫
九味羌活汤	就为抢活,辛勤兄弟白纸老厂房 九味羌活,辛芩芎地白芷草苍防	九味寒食,减轻里热 九味汗湿,兼清里热
小青龙汤	小青龙马跪下,稍喂新干草 小青龙麻桂夏,芍味辛干草	小龙姐表散文非花银 小龙解表散温肺化饮

方名	组成记忆口诀(2)	功用记忆口诀(78)
止嗽散	智叟百万金钱借老陈 止嗽百菀荆前桔草陈	支书选飞机,舒服即可 止嗽宣肺气,疏风止咳

 (二) 辛凉解表剂 (5方)

方名	组成记忆口诀(4)	功用记忆口诀(80)
银翘散	银桥牛不睡,都吃结露竹叶草 银翘牛薄穗,豆豉桔芦竹叶草	银翘新娘投标4 银翘辛凉透表清热解毒
桑菊饮	桑菊饮中桔梗翘,杏仁芦甘薄荷饶	赏菊抒情选非客 桑菊疏清宣肺咳
麻黄杏仁甘草石膏汤	马氏杏干 麻石杏甘	麻姓干事,新亮鼠标庆飞船 麻杏甘石,辛凉疏表清肺喘
柴葛解肌汤	柴哥抢劫勤劳嫂子 柴葛羌桔芩草芍芷	柴葛解肌解肌清
升麻葛根汤	升麻葛根芍药草	升麻葛根,阶级斗争

（三）扶正解表剂（6方）

方名	组成记忆口诀(5)	功用记忆口诀(81)
败毒散	摆渡二活巡江吵，直接领人捕二胡 败毒二活芎姜草，枳桔苓人薄二胡	百度山，三韩去试仪表 败毒散，散寒祛湿益表
参苏饮	参苏苏人二陈汤，截至目前搁枣姜 参苏苏人二陈汤，桔枳木前葛枣姜	神速一镖立即瘫 参苏益表理气痰
再造散	再造墙柜放新匀，夫人骑熊草姜枣 再造羌桂防辛芍，附人芪芎草姜枣	在早上，猪羊一起接彪三 再造散，助阳益气解表散
麻黄细辛附子汤	麻黄细辛附子汤，君药是麻黄	马戏父子猪羊接镖 麻细附子助阳解表
加减葳蕤汤	加减葳蕤玉竹薄，为早操吃节葱 加减葳蕤玉竹薄，葳枣草豉桔葱	very知音借表 葳蕤滋阴解表
葱白七味饮	葱白七位割麦地吃姜水 葱白七味葛麦地豉姜水	葱白七味养血解表

二、泻下剂（13方）

（一）寒下剂（3方）

方名	组成记忆口诀(7)	功用记忆口诀(83)
大承气汤	大笑之后大生气 大硝枳厚大承气	大承峻下热结
大陷胸汤	大仙熊随大校 大陷胸遂大硝	大仙斜卧煮水 大陷泻热逐水
大黄牡丹汤	大黄牡丹汤，大桃销丹东 大黄牡丹汤，大桃硝丹东	大黄牡丹，斜坡8种 大黄牡丹，泻破散结肿

（二）温下剂（3方）

方名	组成记忆口诀(8)	功用记忆口诀(84)
大黄附子汤	大黄附子汤，附大细辛汤	大黄父子问李三，铜变铜 大黄附子温里散，通便痛

方名	组成记忆口诀(8)	功用记忆口诀(84)
温脾汤	温脾大夫当，小人炒干姜 温脾大附当，硝人草干姜	温脾温啤，供虾冷极 温脾温脾，攻下冷积
三物备急丸	三物备急八杆打 三物备急巴干大	三物备急，攻下寒积

🌀 (三) 润下剂 (3方)

方名	组成记忆口诀(8)	功用记忆口诀(85)
麻子仁丸	麻子杏仁蜜，芍药小承气	骂人玩常惹姓卞 麻仁丸肠热行便
五仁丸	五仁杏仁，桃李松柏陈	五人常变 五仁肠便
济川煎	济川肉，当择升值牛 济川肉，当泽升枳牛	几船煎，文圣已经尝遍 济川煎，温肾益精肠便

🌀 (四) 逐水剂 (2方)

方名	组成记忆口诀(9)	功用记忆口诀(86)
十枣汤	十枣戟遂芫，枣为佐使煎	十枣汤公主睡饮 十枣汤攻逐水饮

方名	组成记忆口诀(9)	功用记忆口诀(86)
禹功散	愚公牵牛回乡 禹功牵牛茴香	禹功逐水铜鞭醒众 禹功逐水通便行肿

🎐 (五) 攻补兼施剂 (2方)

方名	组成记忆口诀(9)	功用记忆口诀(87)
黄龙汤	黄龙大承当,借人草枣姜 黄龙大承当,桔人草枣姜	黄龙谢我姐一起学 黄龙泻热结益气血
增液承气汤	增液承气汤,增液加硝黄	增液——滋阴增液 承气——泻热通便

三、和解剂 (7方)

🎐 (一) 和解少阳剂 (3方)

方名	组成记忆口诀(10)	功用记忆口诀(87)
小柴胡汤	柴芩参夏草姜枣	小柴胡和解少阳

方名	组成记忆口诀(10)	功用记忆口诀(87)
蒿芩清胆汤	蒿芩下令诸臣只敲碧玉 蒿芩夏苓竹陈枳壳碧玉	好琴清代,清代历史和为贪 蒿芩清胆,清胆利湿和胃痰
截疟七宝饮	截疟常山兵,清晨曹操吼 截疟常山槟,青陈草草厚	截疟早谈,立即截疟 截疟燥痰,理气截疟

（二）调和肝脾剂（3方）

方名	组成记忆口诀(11)	功用记忆口诀(88)
四逆散	四逆散财,只是烧草 四逆散柴,枳实芍草	四逆山头写结语,树干里皮 四逆散透邪解郁,疏肝理脾
逍遥散	小姚散财归少林,诸将不干 逍遥散柴归芍苓,术姜薄甘	小姚叔干预洋学剑 逍遥疏肝郁养血健

方名	组成记忆口诀(11)	功用记忆口诀(88)
痛泻要方	痛泻白术烧陈房 痛泻白术芍陈防	童鞋要放布匹若干,去试制鞋 痛泻要方补脾柔肝,祛湿止泻

 (三) 调和寒热剂 (1 方)

方名	组成记忆口诀(12)	功用记忆口诀(89)
半夏泻心汤	半夏泻心半夏君,连芩参夏草干枣	半夏写信:寒热瓶挑,拔粗皮 半夏泻心:寒热平调,散结除痞

四、清热剂 (23 方)

(一) 清气分热剂 (2 方)

方名	组成记忆口诀(13)	功用记忆口诀(90)
白虎汤	白虎师母炒粳米 白虎石母草粳米	白虎青筋 白虎清津

方名	组成记忆口诀(13)	功用记忆口诀(90)
竹叶石膏汤	石膏竹叶卖人参拌炒米 石膏竹叶麦人参半草米	竹叶、石膏、白虎一起喝尾 竹叶、石膏、清津益气和胃

(二) 清营凉血剂 (2方)

方名	组成记忆口诀(14)	功用记忆口诀(91)
清营汤	清营西郊,乔丹选麦地经营竹帘 清营犀角,翘丹玄麦地金银竹连	清营汤,清营赌,偷我银 清营汤,清营毒,透热阴
犀角地黄汤	犀角地黄芍药丹	洗脚地方死两鱼 犀角地黄四凉瘀

(三) 气血两清剂 (1方)

方名	组成记忆口诀(14)	功用记忆口诀(91)
清瘟败毒散	请问百度:白虎解毒没百米,玄烨巧借犀地黄 清瘟败毒:白虎解毒没柏米,玄叶翘桔犀地黄	清瘟败毒四两泻火 清瘟败毒四凉泻火

（四）清热解毒剂（6方）

方名	组成记忆口诀(15)	功用记忆口诀(92)
黄连解毒汤	黄连解毒，三黄栀子	黄连解毒泻火毒
凉膈散	两个山，瞧亲密侄子，也老大不小 凉膈散，翘芩蜜栀子，叶草大薄硝	凉膈散，凉上下，上泻火，下通便，清了上，泄了下
普济消毒饮	不急：芹莲姐瞧不老蚕，陈胜选材拦牛马 不急：芩连桔翘薄草蚕，陈升玄柴蓝牛马	普济寺，树缝三鞋 普济四，疏风散邪
仙方活命饮	仙方：金银花粉炒如墨汁，当晨吃少，防备造假 仙方金银花粉草乳没芷，当陈赤芍，防贝皂甲	活命四种盎剑活动 活命4肿溃坚活痛
五味消毒饮	五味消毒金银花，二地丁，天葵野菊花	五味消毒，四消疗疮 五味消毒，4消疗疮

方名	组成记忆口诀(15)	功用记忆口诀(92)
四妙勇安汤	寺庙银元归草 四妙银元归草	四妙勇安四活痛

(五) 清脏腑热剂 (9方)

方名	组成记忆口诀(17)	功用记忆口诀(93)
导赤散	到此地，捅竹竿 导赤地，通竹甘	盗吃青芯里水银 导赤清心利水阴
龙胆泻肝汤	龙车通知勤，当地折柴草 龙车通栀芩，当地泽柴草	龙胆泻肝清泻肝，清利肝
左金丸	左金连误六比一 左金连吴六比一	做金肝火将你殴 左金肝火降逆呕
泻白散	泻白桑皮，低估糙米 泻白桑皮，地骨草米	泻白泻肺热，止咳喘
苇茎汤	围巾套一冬 苇茎桃薏冬	为京请非谈，注意派能 苇茎清肺痰，逐瘀排脓
清胃散	清胃黄连，当地圣诞 清胃黄连，当地升丹	清胃散，清胃凉

方名	组成记忆口诀(17)	功用记忆口诀(93)
玉女煎	玉女拾麦输母牛 玉女石麦熟母牛	玉女胃热(清胃热)肾阴虚(滋肾阴),少阴不足阳明余
芍药汤	芍药汤芩连君,当兵大勺炒香肉 芍药汤芩连君,当槟大芍草香肉	芍药清早跳起和谐 芍药清燥调气和血
白头翁汤	白头翁连败秦皮 白头翁连柏秦皮	白头翁汤白头功

（六）清虚热剂（3方）

方名	组成记忆口诀(19)	功用记忆口诀(96)
青蒿鳖甲汤	青蒿鳖甲地知丹	青蒿鳖甲阴透热
清骨散	请鼓银柴胡,好鼓皮别叫老知母胡练 清骨银柴胡,蒿骨皮鳖芫草知母胡连	清骨散清骨

方名	组成记忆口诀(19)	功用记忆口诀(96)
当归六黄汤	当归二帝三皇齐 当归二地三黄芪	六黄 ⎰ 二地黄—滋阴 三黄—泻火 黄芪—固表止汗

五、祛暑剂（4方）

 （一）祛暑解表剂（1方）

方名	组成记忆口诀(20)	功用记忆口诀(97)
香薷散	相如豆铺 香薷豆朴	相如去叔借表、滑石和钟 香薷祛暑解表，化湿和中

 （二）祛暑利湿剂（2方）

方名	组成记忆口诀(21)	功用记忆口诀(97)
六一散	滑石甘草六比一	六一请书市 六一清暑湿

方名	组成记忆口诀(21)	功用记忆口诀(97)
桂苓甘露散	桂苓甘露滑,二石五苓六一加	桂林赶路暑热,花旗里湿 桂苓甘露暑热,化气利湿

(三) 祛暑益气剂 (1方)

方名	组成记忆口诀(21)	功用记忆口诀(98)
清暑益气汤	请叔一起西洋瓜,连老母猪也卖米喝十壶 清暑益气西洋瓜,连草母竹叶麦米荷石斛	清暑益气,清暑益气阴生津

六、温里剂 (10方)

(一) 温中祛寒剂 (4方)

方名	组成记忆口诀(22)	功用记忆口诀(98)
理中丸	李中敢讲曹主任理中干姜草术人	李总温总,去韩不去健理中温中,祛寒补气健

方名	组成记忆口诀(22)	功用记忆口诀(98)
小建中汤	小建中糖,桂枝倍芍	小件文中,不许河里换鸡 小建温中,补虚和里缓急
吴茱萸汤	吾煮鱼,人找姜 吴茱萸,人枣姜	吴茱萸稳重,不需讲,你只欧 吴茱萸温中,补虚降,逆止呕
大建中汤	大建中输干人糖 大建中蜀干人糖	大件文中不许还击稚童 大建温中补虚缓急止痛

(二)回阳救逆剂(2方)

方名	组成记忆口诀(23)	功用记忆口诀(100)
四逆汤	四逆汤,父子炒干姜 四逆汤,附子草干姜	四逆四逆,回阳救逆
回阳救急汤	回阳救,四五六,麝香肉	回羊救急回羊,骨头一起生卖 回阳救急回阳,固脱益气生脉

（三）温经散寒剂（4方）

方名	组成记忆口诀(24)	功用记忆口诀(101)
当归四逆汤	当归四逆当桂君，老少早同心 当归四逆当桂君，草芍枣通辛	当归四逆问京山羊血桶卖？ 当归四逆温经散养血通脉
黄芪桂枝五物汤	黄芪桂枝五物汤，桂枝去草倍生姜	黄芪桂五一起文静喝雪碧 黄芪桂五益气温经和血痹
暖肝煎	暖肝小肉狗，沉香领武当 暖肝小肉枸，沉香苓乌当	⎰暖肝—温补肝肾 ⎱煎—(见)行止痛
阳和汤	羊和熟鹿，借老妈肉酱坛 阳和熟鹿，芥草麻肉姜炭	羊喝汤问羊补血三同志 阳和汤温阳补血寒通滞

七、表里双解剂（5方）

（一）解表清里剂（1方）

方名	组成记忆口诀(26)	功用记忆口诀(102)
葛根黄芩黄连汤	葛根芩连汤,葛根芩连草	葛根芩连,解表清里

（二）解表温里剂（1方）

方名	组成记忆口诀(26)	功用记忆口诀(102)
五积散	五级评委二陈当,柏芝介绍干兄敲马肉 五积平胃二陈当,白芷桔芍干芎壳麻肉	五寄表问李顺气,谈活小鸡 五积表温里顺气,痰活消积

（三）解表攻里剂（3方）

方名	组成记忆口诀(27)	功用记忆口诀(103)
大柴胡汤	大财少大志,小财没人干 大柴芍大枳,小柴没人甘	大柴小柴加哪(něi)些热姐

方名	组成记忆口诀(27)	功用记忆口诀(103)
防风通圣散	通圣寝室只住大小巧姐，姜老兄当警戒画不少马蜂 通圣芩石栀术大硝翘桔，姜草芎当荆芥滑薄芍麻风	通圣叔疯劫表，写我通便 通圣疏风解表，泻热通便
疏凿饮子	叔早上携牧童腐皮豆浆，令娇娇抢槟榔 疏凿商泻木通腹皮豆姜，苓椒芄羌槟榔	疏凿吓住谁？树缝中 疏凿下逐水，疏风肿

八、补益剂（23 方）

（一）补气剂（5 方）

方名	组成记忆口诀(29)	功用记忆口诀(104)
四君子汤	四君人术茯苓草	四君子不起茁 四君子补气健
参苓白术散	参苓白术炒扁豆，衣衫链子借啥人 参苓白术草扁豆，薏山莲子桔砂仁	参苓白术四君，绅士致谢 参苓白术四君，渗湿止泻

方名	组成记忆口诀(29)	功用记忆口诀(104)
补中益气汤	补中益气芪术陈,升柴参草当归身	补中益气,升阳举陷
玉屏风散	玉屏风,芪术风	玉屏风,一股汗 玉屏风,益固汗
生脉散	生脉散,参麦味	生脉一期进,练音直喊 生脉益津,敛阴止汗

(二) 补血剂 (3方)

方名	组成记忆口诀(30)	功用记忆口诀(106)
四物汤	四屋书,当归兄嫂 四物熟,当归芎芍	四物补血和血
当归补血汤	当归补血君黄芪	当归不学,不去上学 当归补血,补气生血
归脾汤	归脾七龙眼,住老远,拎箱酸姜找贵人 归脾芪龙眼,术草远,苓香酸姜枣归人	龟皮一步靴,见样新 归脾益补血,健养心

（三）气血双补剂（2方）

方名	组成记忆口诀(31)	功用记忆口诀(106)
八珍汤	四君四物八珍汤，人参熟地把头当	八珍补气血
泰山磐石散	泰山十全去苓肉，杀苓续糯米	泰山一起见血案 泰山益气健血安

（四）补阴剂（6方）

方名	组成记忆口诀(32)	功用记忆口诀(107)
六味地黄丸	地八山山四，丹苓泽泻三	六位田径自饮补肾 六味填精紫阴补肾
左归丸	昨归三补路，龟教兔子狗骑牛 左丸三补鹿，龟胶菟子枸杞牛	左归补肾阴精髓
大补阴丸	大补阴熟龟，知柏猪脊髓	大补阴，阴降火
一贯煎	一贯地沟傻练麦当 一贯地枸沙楝麦当	一贯煎，阴疏肝

方名	组成记忆口诀(31)	功用记忆口诀(107)
百合固金汤	古今二弟百街麦当劳,被选匀 固金二地百桔麦当草,贝玄芍	百合固金润肺肾,止咳痰
益胃汤	益胃汤弟卖,撒玉竹冰糖 益胃汤地麦,沙玉竹冰糖	益胃,养阴益胃

(五) 补阳剂 (2方)

方名	组成记忆口诀(34)	功用记忆口诀(108)
肾气丸	金匮肾气,桂附六味换地	肾气丸,助阳化肾气
右归丸	又归富贵路,散步当中购气兔 右丸附桂鹿,三补当仲枸杞菟	右归补肾阳精髓

(六) 阴阳并补剂 (3方)

方名	组成记忆口诀(35)	功用记忆口诀(109)
地黄饮子	帝皇从容爬几天山,	

方名	组成记忆口诀(35)	功用记忆口诀(109)
	令狐父子姜枣园,不卖武昌官 地黄苁蓉巴戟天山,斛斛附子姜枣远,薄麦五菖官	地黄饮子,阴阳开坛 地黄饮子,阴阳开痰
龟鹿二仙胶	龟鹿二仙狗骑人 龟鹿二仙枸杞人	龟鹿二仙交,只因天津一起撞羊 龟鹿二仙胶,滋阴填精,益气壮阳
七宝美髯丹	美髯首乌补,当令牛狗兔 美髯首乌补,当苓牛枸菟	七宝美髯补肝肾无法估 七宝美髯补肝肾乌发骨

(七) 气血阴阳并补剂 (2方)

方名	组成记忆口诀(36)	功用记忆口诀(110)
炙甘草汤	炙甘草,君地黄,贵人阿妈卖枣姜 炙甘草,君地黄,桂人阿麻麦枣姜	炙甘草因学仪器问养父买顶级 炙甘草阴血益气温阳复脉定悸

方名	组成记忆口诀(36)	功用记忆口诀(110)
补天大造丸	补天河车先,十全去芎肉,二仙药远酸	补天大造丸五脏虚

九、固涩剂 (10方)

(一) 固表止汗剂 (1方)

方名	组成记忆口诀(37)	功用记忆口诀(110)
牡蛎散	牡蛎散,骑马卖 牡蛎散,芪麻麦	牡蛎联姻,只喊一汽姑表 牡蛎敛阴,止汗益气固表

(二) 敛肺止咳剂 (1方)

方名	组成记忆口诀(37)	功用记忆口诀(111)
九仙散	九仙迎接媒人,叫上尉备款 九仙罂桔梅人,胶桑味贝款	九仙敛废纸壳,一起养蚓 九仙敛肺止咳,益气养阴

（三）涩肠固脱剂（3方）

方名	组成记忆口诀(38)	功用记忆口诀(111)
真人养脏汤	真人养脏,应当老贵人煮药,木盒扣 真人养脏,罂当草桂人术药,木诃蔻	真人养脏,市场骨头,温补脾肾 真人养脏,涩肠固脱,温补脾肾
四神丸	四神完,骨肉喂鱼 四神丸,骨肉味萸	四神文身暖屁股常止泻 四神温肾暖脾固肠止泻
桃花汤	桃花汤,石脂米干姜	桃花设厂治理问中韩 桃花涩肠止痢温中寒

 （四）涩精止遗剂（3方）

方名	组成记忆口诀(39)	功用记忆口诀(112)
金锁固精丸	金锁撒冤钱时,莲子连续鼓励 金锁沙苑芡实,莲子莲须骨蛎	金锁固精,补肾涩精

方名	组成记忆口诀(39)	功用记忆口诀(112)
桑螵蛸散	商标小龙人，长远当龟神 桑螵蛸龙人，菖远当龟神	桑螵蛸，调补心肾涩精遗
缩泉丸	缩泉义乌山腰 缩泉益乌山药	缩泉瘟神去韩，说乌旨意 缩泉温肺祛寒，缩尿止遗

（五）固崩止带剂（2方）

方名	组成记忆口诀(40)	功用记忆口诀(113)
固冲汤	固冲骑猪，纵千山北海捎龙母 固冲芪术，棕茜山倍海芍龙牡	固冲意见固冲摄血 固冲益健固冲摄血
易黄汤	忆黄山芡实，黄伯车前白果 易黄山芡实，黄柏车前白果	一黄汤不批申请去市收贷 易黄汤补脾肾清祛湿收带

十、安神剂（6方）

（一）重镇安神剂（2方）

方名	组成记忆口诀(41)	功用记忆口诀(113)
朱砂安神丸	朱砂安神,老当皇帝 朱砂安神,草当黄地	朱砂安神,真心安神, 请我扬雪 朱砂安神,镇心安神, 清热养血
磁朱丸	磁朱丸,磁朱曲	雌猪终身交通心肾 磁朱重神交通心肾

（二）补养安神剂（4方）

方名	组成记忆口诀(41)	功用记忆口诀(114)
天王补心丹	天王十四弟,领二人 二洞五位党员截住三参 天王十四地,苓二仁 二冬五味当远桔朱三参	天王饮血不信俺神 天王阴血补心安神
酸枣仁汤	酸枣仁扶植老兄 酸枣仁茯知草芎	酸枣养神请吃饭 酸枣养神清除烦

方名	组成记忆口诀(41)	功用记忆口诀(114)
甘麦大枣汤	甘麦大枣小麦君	甘麦大枣养心神，河中还击 甘麦大枣养心神，和中缓急
养心汤	养心奇人武当缘，神灵摆肉酸，老兄姜枣拌 养心芪人五当远，神苓柏肉酸，草芎姜枣半	养心汤补气血养心，安神

十一、开窍剂（5方）

（一）凉开剂（4方）

方名	组成记忆口诀(43)	功用记忆口诀(115)
安宫牛黄丸	俺公牛黄席设想，勤练兵诛杀真凶黄玉栀 安宫牛黄犀麝香，芩连冰朱砂珍雄黄郁栀	俺公司货摊开敲 安宫4豁痰开窍

方名	组成记忆口诀(43)	功用记忆口诀(115)
紫雪	自学射二角,诸臣倾慕丁硝硝,选炒升麻四十斤 紫雪麝二角,朱沉青木丁硝硝,玄草升麻四石金	自学请开桥洗净 紫雪清开窍息痉
至宝丹	至宝设想牛黄戏:龙虎金银帽,诛杀安息熊 至宝麝香牛黄犀:龙琥金银瑁,朱砂安息雄	纸包轻巧花镯毒 至宝清窍化浊毒
抱龙丸	抱龙担心蛇,雄黄杀诸荒草 抱龙胆星麝,雄黄砂竺黄草	抱龙请谈巧安神 抱龙清痰窍安神

（二）温开剂（1方）

方名	组成记忆口诀(45)	功用记忆口诀(116)
苏合香丸	苏合香丸麝冰安,丁沉木乳香附檀,朱砂白术犀诃荜,寒闭卒痛此方专	苏合香问童桥形桶 苏合香温通窍行痛

十二、理气剂（15方）

（一）行气剂（9方）

方名	组成记忆口诀(45)	功用记忆口诀(117)
越鞠丸	月菊想父兄，唱支神曲 越鞠香附芎，苍栀神曲	月菊姓于 越鞠行郁
柴胡疏肝散	柴胡说干致富，陈芍熊干 柴胡疏肝枳附，陈芍芎甘	柴胡疏肝，疏肝郁行动 柴胡疏肝，疏肝郁行痛
金铃子散	金铃子，圆乎乎 金铃子，元胡	金铃书写我活动 金铃疏泄热活痛
瓜蒌薤白白酒汤	瓜蒌，薤白白酒汤	瓜蒌薤白白酒，同杨爸兴谈 瓜蒌薤白白酒，通阳散结行痰
半夏厚朴汤	半夏厚朴汤，半夏厚朴苏苓姜	半夏厚朴星期霸泥潭 半夏厚朴行气8降痰

附 方剂组成、功用快速复习表

方名	组成记忆口诀(45)	功用记忆口诀(117)
枳实消痞丸	枳实消痞四君全,芽曲夏曲朴姜连	知识削皮,星期削皮,拣核喂 枳实消痞,行气消痞,健和胃
厚朴温中汤	厚朴温中汤,蒋干曹操拎皮箱 厚朴温中汤,姜干草草苓皮香	猴婆刑满,问钟早死 厚朴行满,温中燥湿
天台乌药散	天台五妖请良将,练兵斗木茴香 天台乌药青良姜,楝槟豆木茴香	天台吾要行书三通 天台乌药行疏散痛
加味乌药汤	加味乌药香附君,无言姜草像砂仁 加味乌药香附君,乌延姜草香砂仁	加位巫妖星火挑京通 加味乌药行活调经痛

（二）降气剂（6方）

方名	组成记忆口诀(48)	功用记忆口诀(119)
苏子降气汤	苏子当前找姜,后半夜炒肉 苏子当前枣姜,厚半叶草肉	苏子降旗,将旗传堂客 苏子降气,降气喘痰咳

方名	组成记忆口诀(48)	功用记忆口诀(119)
定喘汤	定喘白果麻花,拌上亲叔炒杏仁 定喘白果麻花,半桑芩苏草杏仁	定喘——降肺、清痰
四磨汤	四魔无药沉病人 四磨乌药沉槟人	死磨星期将你宽胸吧 四磨汤行气降逆宽胸
旋覆代赭汤	旋代参夏草姜枣	旋覆带着泥坛一起喝味 旋覆代赭逆痰益气和胃
橘皮竹茹汤	橘茹人参草姜枣	橘皮竹茹,你鹅疫情 橘皮竹茹,逆呃益清
丁香柿蒂汤	丁香柿蒂人参姜	丁香柿蒂将你讹,稳重亦气 丁香柿蒂降逆呃,温中益气

十三、理血剂（14方）

（一）活血祛瘀剂（9方）

方名	组成记忆口诀(50)	功用记忆口诀(120)
桃核承气汤	桃大柜子小,加个炙甘草 桃大桂枝硝,炙甘草	桃核成器,珠玉谢我 桃核承气,逐瘀泻热

続表

方名	组成记忆口诀(50)	功用记忆口诀(120)
血府逐瘀汤	血府桃红敲,借牛席柴草,四物变地芍 血府桃红壳,桔牛膝柴草,四物变地芍	学府煮鱼,活鱼七桶 血府逐瘀,活瘀气痛
补阳还五汤	补阳还五骑龙,桃红四物扫地 补阳还五芪龙,桃红归芍芎	补阳还五不活了 补阳还五补活络
复元活血汤	复员裁军归老家,红桃瓜 复元柴军归草甲,红桃瓜	复元活血输干了 复元活血疏肝络
温经汤(金匮)	闻京吴贵人凶,将老伴当烧麦淡嚼 温经吴桂人芎,姜草半当芍麦丹胶	温经汤 ⎰温—温经散寒 温养 ⎱养—养血祛瘀
生化汤	生化龟逃跑,老兄揪辫 生化归桃炮,草芎酒便	生化养活文静童 生化养活温经痛
桂枝茯苓丸	桂枝茯苓少掏蛋 桂枝茯苓芍桃丹	桂枝茯苓,活鱼换小郑筷 桂枝茯苓,活瘀缓消癥块

附 方剂组成、功用快速复习表

175

方名	组成记忆口诀(50)	功用记忆口诀(120)
失笑散	失笑蒲黄五灵脂	试销活鱼8桶 失笑活瘀散结痛
大黄䗪虫丸	大黄䗪虫老气陶行知，亲密弟猛烧干漆 大黄䗪虫草蛴桃杏蛭，芩蜜地虻芍干漆	大黄䗪虫活，蒸鱼省心 大黄䗪虫活，癥瘕生新

(二) 止血剂 (5方)

方名	组成记忆口诀(53)	功用记忆口诀(122)
十灰散	十灰二集，大盒毛蛋总值百钱 十灰二蓟，大荷茅丹棕栀柏茜	石灰两只靴 十灰凉止血
咳血方	咳血带纸盒，海粉瓜蒌仁 咳血黛栀诃，海粉瓜蒌仁	科学情感，宁废两指学 咳血清肝，宁肺凉止血
小蓟饮子	小蓟指偶当铺，导赤山六一 小蓟栀藕当蒲，导赤散六一	小蓟饮，两桶邻 小蓟饮，凉通淋

续表

方名	组成记忆口诀(53)	功用记忆口诀(122)
槐花散	槐花散百岁桥 槐花散柏穗壳	槐花清唱,学数星期 槐花清肠,血疏行气
黄土汤	黄土地诸草,父子勤浇 黄土地术草,附子苓胶	黄土问杨戳养殖学 黄土温阳健养止血

十四、治风剂 (11 方)

(一) 疏散外风剂 (6 方)

方名	组成记忆口诀(55)	功用记忆口诀(124)
川芎茶调散	川芎茶精心炒制,不喝放枪 川芎茶荆辛草芷,薄荷防羌	川芎插条-树-风-动 川芎茶调-疏-风-痛
大秦艽汤	大秦艽,石苓独,四物九味变白术	大秦教书,蜂请我养活 大秦艽疏,风清热养活

方名	组成记忆口诀(55)	功用记忆口诀(124)
消风散	萧峰:净放馋牛胡地草,十只木桶当仓库 消风:荆防蝉牛胡地草,石知木通当苍苦	小冯叔疯,央学惹出事 消风疏风,养血热除湿
牵正散	签证白附子谢蚕 牵正白附子蝎蚕	签证去奉化探罗京 牵正祛风化痰络痉
小活络丹	小伙罗丹,二屋天地如墨 小活络丹,二乌天地乳没	小活络丹小活络 小-(小区)-祛风除湿 活-活血止痛 络-(落花)-化痰通络
玉真散	玉珍男白附子,防止抢天童 玉真南白附,防芷羌天童	玉真牵正,通络改定搐

〓(二) 平息内风剂 (5方)

方名	组成记忆口诀(57)	功用记忆口诀(125)
羚角钩藤汤	领狗上草地,妇孺少背菊 羚钩桑草地,茯茹芍贝菊	羚角钩藤,两个媳妇,赠耶稣金 羚角钩藤,凉肝息风,增液舒筋

方名	组成记忆口诀(57)	功用记忆口诀(125)
镇肝息风汤	郑干媳妇牛媳，带着麦芽、天冬炼银元，芍老板鼓励 镇肝息风牛膝，代赭麦芽、天冬楝茵元，芍草板骨蛎	镇肝息风，镇肝息风，值钱 镇肝息风，镇肝息风，滋潜
天麻钩藤饮	天麻钩藤饮，一母牛肚肿夜叫疼，父亲直觉明即生 天麻钩藤饮，益母牛杜仲夜交藤，茯苓栀决明寄生	天狗评戏，轻活不干甚 天钩平息，清活补肝肾
大定风珠	顶风急浇地板，喂，别老骂人，稍卖力 定风鸡胶地板，味，鳖草麻仁，芍麦蛎	顶风自习 定风滋息
阿胶鸡子黄汤	阿胶鸡黄汤，落实福利，老弟十勺够 阿胶鸡黄汤，络石茯蛎，草地石芍钩	阿胶滋阴养血，鸡子肉干息风 阿胶滋阴养血，鸡子柔肝息风

十五、治燥剂（7方）

（一）轻宣外燥剂（3方）

方名	组成记忆口诀(59)	功用记忆口诀(127)
杏苏散	姓苏闪，二陈姜枣更值钱 杏苏散，二陈姜枣梗枳前	行速，请选凉早立飞毯 杏苏，轻宣凉燥理肺痰
桑杏汤	桑姓傻贝母，只吃梨皮 桑杏沙贝母，栀豉梨皮	桑杏青鲜，问造人，废纸刻 桑杏清宣，温燥润，肺止咳
清燥救肺汤	清早就费嗓，高声叫卖，把胡妈吵醒 清燥救肺桑，膏参胶麦，把胡麻草杏	清燥救肺汤清燥润肺，一气仰饮 清燥救肺汤清燥润肺，益气养阴

（二）滋润内燥剂（4方）

方名	组成记忆口诀(61)	功用记忆口诀(128)
麦门冬汤	麦冬找伴超迷人 麦冬枣半草米人	卖门东子羊费，为奖你下棋 麦门冬滋养肺，胃降逆下气

方名	组成记忆口诀(61)	功用记忆口诀(128)
养阴清肺汤	养阴清肺弟买单,不要北朝元 养阴清肺地麦丹,薄药贝草元	养阴清肺汤养阴清肺,读研 养阴清肺汤养阴清肺,毒咽
琼玉膏	琼玉地,认领蜜 琼玉地,人苓蜜	琼玉子引人非议起步批 琼玉滋阴润肺益气补脾
玉液汤	玉液山药妻,内俭喂葛粉 玉液山药芪,内知味葛粉	玉液仪器自英,股神止渴 玉液益气滋阴,固肾止渴

十六、祛湿剂 (21方)

(一) 化湿和胃剂 (2方)

方名	组成记忆口诀(62)	功用记忆口诀(129)
平胃散	评委常住皮草后 平胃苍术皮草厚	评委早运批杏,何为 平胃燥运脾行,和胃

方名	组成记忆口诀(62)	功用记忆口诀(129)
藿香正气散	霍将令：陈半夜接曹大夫后，找住址 藿姜苓：陈半叶桔草大腹厚，枣术芷	藿香解表，花饰礼盒中 藿香解表，化湿理和中

(二) 清热祛湿剂 (7方)

方名	组成记忆口诀(62)	功用记忆口诀(130)
茵陈蒿汤	茵陈打任子 茵陈大栀子	茵陈蒿，茵陈功
八正散	爸正画牧童，取草编织大车 八正滑木通，瞿草萹栀大车	八正清火水淋
三仁汤	三人滑，破桶助兴扣一下 三仁滑，朴通竹杏蔻薏夏	三人选长期记，情理是我 三仁宣畅气机，清利湿热
甘露消毒丹	甘露消毒琴滑音，火舌长，不巧被木桶扣 甘露消毒芩滑茵，藿射菖，薄翘贝木通蔻	甘露消毒，理石花桌四 甘露消毒，利湿化浊4

方名	组成记忆口诀(62)	功用记忆口诀(130)
连朴饮	连朴君芦根,廉颇支持办市场 连朴君芦根,连朴栀豉半石菖	脸谱请画师,礼盒重 连朴清化湿,理和中
当归拈痛汤	碾铜墙音,这些白住放声歌唱,诸邻挡,值勤人吵咒甚 拈痛羌茵,泽泻白术防升葛苍,猪苓当,值勤人草苦参	当归撵童,李氏青树洞 当归拈痛,利湿清疏痛
二妙散	二庙百仓 二妙柏苍	二妙清燥

（三）利水渗湿剂（4方）

方名	组成记忆口诀(65)	功用记忆口诀(132)
五苓散	五岭择鞋,二岭跪竹 五苓泽泻,二苓桂术	无令,谁试闻氧化器 五苓,水湿温阳化气
猪苓汤	猪苓负责花轿 猪苓茯泽滑胶	诸邻谁是羊姻亲 猪苓水湿养阴清

方名	组成记忆口诀(65)	功用记忆口诀(132)
防己黄芪汤	防芪白术草姜枣	防己黄芪一封减税 防己黄芪益风健水
五皮散	五皮凌晨丧大将 五皮苓陈桑大姜	五皮水中利剑 五皮水肿理健

🌿（四）温化寒湿剂（4方）

方名	组成记忆口诀(66)	功用记忆口诀(133)
苓桂术甘汤	苓桂术甘茯苓君	领贵竹竿，温阳化饮，剑劈里水 苓桂术甘,温阳化饮,健脾利水
甘草干姜茯苓白术汤	草姜苓术汤,君药是干姜	草姜苓术祛寒湿
真武汤	真武父子,少林主将 真武附子,芍苓术姜	真武问洋利税 真武温阳利水
实脾散	实脾散,四逆汤,嘱咐槟榔:瓜果姜枣破木箱 实脾散,四逆汤,术茯槟榔:瓜果姜枣朴木香	实脾真武夹健行

（五）祛湿化浊剂（2方）

方名	组成记忆口诀(67)	功用记忆口诀(134)
草薢分清饮	皮鞋一只无偿 草薢益智乌菖	草薢分清，笔写分清 笔写-文身历史 （草薢温肾利湿） 分清-分清化浊
完带汤	完带山住采药人，尝草睡车皮 完带山术柴药人，苍草穗车皮	万代布匹树干，划时代 完带补脾疏肝，化湿带

（六）祛风胜湿剂（2方）

方名	组成记忆口诀(68)	功用记忆口诀(134)
羌活胜湿汤	羌活胜湿二活，瞒高雄草房 羌活胜湿二活，蔓藁芎草防	羌活胜湿风湿痛
独活寄生汤	独活寄生记独活，新寄牛肉放中焦（辛寄牛肉防仲芄），八珍去术换地黄	独活寄生，风湿痹痛，肝肾气血

十七、祛痰剂（11方）

（一）燥湿化痰剂（3方）

方名	组成记忆口诀(69)	功用记忆口诀(135)
二陈汤	二陈半夏局领炒姜梅 二陈半夏橘苓草姜梅	二陈澡堂里喝盅 二陈燥痰理和中
茯苓丸	茯苓丸夏令滞销 茯苓丸夏苓枳硝	茯苓造型软糖 茯苓燥行软痰
温胆汤	温胆汤二陈乳汁 温胆汤二陈茹枳	温胆礼堂清胆和胃 温胆理痰清胆和胃

（二）清热化痰剂（3方）

方名	组成记忆口诀(70)	功用记忆口诀(136)
清气化痰丸	氢气花坛担心漏，姓秦指示二陈不要超 清气化痰胆星蒌，杏苓枳实二陈不要草	请妻话谈，请谈理科 清气化痰，清痰理咳
小陷胸汤	小仙兄，刮下脸 小陷胸，瓜夏连	小仙兄清汤款熊霸 小陷胸清痰宽胸8

方名	组成记忆口诀(70)	功用记忆口诀(136)
滚痰丸	滚烫礞石大臣擒 滚痰礞石大沉芩	滚坛玩,卸货逐坛 滚痰丸,泻火逐痰

(三) 润燥化痰剂 (1方)

方名	组成记忆口诀(71)	功用记忆口诀(137)
贝母瓜蒌散	贝母瓜蒌,姐令分居 贝母瓜蒌,桔苓粉橘	背瓜人非请李谈 贝瓜润肺清理痰

(四) 温化寒痰剂 (2方)

方名	组成记忆口诀(71)	功用记忆口诀(137)
苓甘五味姜辛汤	苓甘五味姜辛汤,君药是干姜	江心蚊飞化鹰 姜辛温肺化饮
三子养亲汤	三子养亲来借书 三子养亲莱芥苏	三子文坛讲小时 三子温痰降消食

(五) 治风化痰剂 (2方)

方名	组成记忆口诀(72)	功用记忆口诀(138)
半夏白术天麻汤	夏天白住,邻居草姜枣 夏天白术,苓橘草姜枣	班主天麻谈熙凤监视 半术天麻痰息风健湿

方名	组成记忆口诀(72)	功用记忆口诀(138)
定痫丸	顶闲竹沥胆，茯神卖被单，天蝎二陈参，互助讲长远 定痫竹沥胆，茯神麦贝丹，天蝎二陈蚕，琥朱姜菖远	订线地毯，媳妇亲订线定痫涤痰，息风清定痫

十八、消食剂（5方）

（一）消食化滞剂（3方）

方名	组成记忆口诀(73)	功用记忆口诀(138)
保和丸	饱喝扎啤，下桥来领取 保和楂皮，夏翘莱苓曲	保和丸，消食化滞李和魏 保和丸，消食化滞理和胃
枳实导滞丸	到职将军，勤练这只祝福曲 导滞大黄，苓连泽枳术茯曲	知识岛之小石岛只请我去师 枳实导滞消食导滞清热祛湿

方名	组成记忆口诀(73)	功用记忆口诀(138)
木香槟榔丸	木香郎,前额连摆像父皇 木香榔,牵荗连柏香附黄	木香槟榔星期到职公鸡谢我 木香槟榔行气导滞攻积泄热

(二) 健脾消食剂 (2方)

方名	组成记忆口诀(74)	功用记忆口诀(139)
健脾丸	健脾白领人,想杀黄山三仙炒肉皮 健脾白苓人,香砂黄山三仙草肉皮	贱皮见脾和胃小时只鞋 健脾健脾和胃消食止泻
肥儿丸	肥儿神使,肉扣麦芽连胆汁香槟 肥儿神使,肉蔻麦芽连胆汁香槟	肥儿傻笑寄请柬 肥儿杀消积清健

十九、驱虫剂 (2方)

方名	组成记忆口诀(75)	功用记忆口诀(140)
乌梅丸	妩媚蜀贵人,甘当白脸媳妇	

方名	组成记忆口诀(75)	功用记忆口诀(140)
	乌梅蜀桂人,干当柏连细附	乌梅乌梅,温脏安蛔
化虫丸	化虫胡粉,何时哭殡苦楝根 化虫胡粉,鹤虱枯槟苦楝根	化虫丸杀肠中虫

二十、涌吐剂 (1方)

方名	组成记忆口诀(76)	功用记忆口诀(141)
瓜蒂散	瓜地吃小豆 瓜蒂赤小豆	瓜蒂吐痰食

索　引

于眼睑及颞部。外伤后引起的粟丘疹往往发生于擦伤、搔抓部位或面部炎性发疹以后。常见于皮肤卟啉症或大疱性表皮松解症的损害中，也可发生于带状疱疹之水疱后。

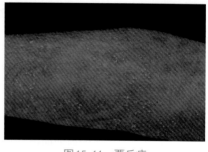

图15-11　粟丘疹

（3）损害呈乳白色或黄色，坚实性球状丘疹，表面光滑，顶部尖圆，无融合，1～2mm大小，上覆极薄表皮，可挤压出坚实的角质样球状颗粒。病程缓慢，偶可自行脱落消失（图15-11）。

（4）无自觉症状。

二、辅助检查

组织病理学检查　表皮样囊肿，囊壁由多层扁平上皮细胞组成，囊腔由成层的角蛋白性囊内容物所填充。

三、鉴别诊断

汗管瘤　皮疹直径1～3mm，稍有蜡样光泽，高出皮面。无内容物。很少自行消退。

四、治疗

1.治疗原则　无需全身治疗，如有美容需要，以局部治疗为主。

2.局部治疗　以75%乙醇消毒，用针挑破丘疹表面的皮肤，再挤出白色颗粒物即可。

五、预防与调护

注意局部清洁。

第八节　皮肤纤维瘤

皮肤纤维瘤（dermatofibroma），又称结节性表皮下纤维化、纤维组织细胞瘤等。本病可能是由微小皮肤损伤所引发的成纤维细胞反应性增生，不属于真正的肿瘤。

一、临床诊断要点

（1）多见于成年女性的四肢，特别是小腿伸侧。

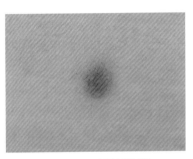

图15-12　皮肤纤维瘤

（2）缓慢生长，皮损为圆形或卵圆形坚实结节，表面平滑或粗糙，单发多见，直径数毫米至1cm，棕红色、黄褐色至黑色不等，轻捏时结节可部分下陷，为酒窝征（图15-12）。

（3）一般无明显自觉症状，皮损持久存在，少数亦可自行消退。

二、辅助检查

组织病理学检查　病变位于真皮中下部，可分为纤维型和细胞型两种，前者主要由幼稚的胶原纤维交织状排列，其中可见胞核细长的成纤维细胞；后者由大量成纤维细胞组成，细胞圆形或卵圆形，胞质丰富，胞质内可含有脂质呈泡沫状，或含有含铁血黄素，仅少量胶原纤维。

三、鉴别诊断

表皮囊肿　半球状隆起肿物，质硬有弹性，组织病理显示真皮内囊肿形成，囊内充满角质，囊壁由数层鳞状上皮组成。

四、治疗

一般不需要治疗，必要时手术切除并行组织病理学检查。

五、预防与调护

（1）避免挤压、摩擦。

（2）手术后注意防止术口感染，定期换药，定期复查有无再发或复发。

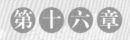

第十六章

皮肤恶性肿瘤

本章主要讲述常见皮肤恶性肿瘤，如Bowen病、Paget病、基底细胞癌、鳞状细胞癌等，相对良性肿瘤而言，具有生长速度快、侵袭性强、预后差等特点。

第一节 Bowen病

Bowen病（bowen's disease），亦称原位鳞癌，为发生于皮肤或黏膜的表皮内鳞癌。

一、临床诊断要点

（1）可发生在任何年龄，中老年人较多。男女性别无明显差异。

（2）好发于日光暴露部位，如颜面、躯干、四肢远端，也可累及口腔、鼻、咽、女阴和肛门等黏膜。

（3）皮损为孤立性、境界清楚的暗红色斑片或斑块，圆形、匐行形或不规则形。直径为数毫米至10余厘米不等，缓慢增大，表面常有鳞屑、结痂和渗出，除去鳞屑和痂可露出暗红色颗粒状或肉芽状湿润面，很少出血或不出血；少数呈多发性，可散在、密集或互相融合，有时亦可呈不规则隆起或结节状，如形成溃疡则提示侵袭性生长（图16-1）。

（4）无明显自觉症
状，偶有瘙痒或疼痛感。
约5%患者可演变为鳞状
细胞癌。

二、辅助检查

组织病理学检查
表皮细胞排列不规则，
呈现高度非典型增生，

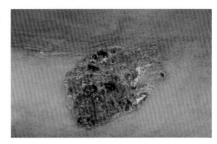

图16-1　Bowen病

伴角化不全、角化不良、棘层肥厚，表皮突增宽，真皮乳头被
压缩成细带状，表皮细胞排列不规则。许多表皮细胞呈现高度
非典型性，大小形态不一，核大而染色深，出现异常核分裂。
常见瘤巨细胞（单核和多核巨大表皮细胞），表皮基底膜带完
整，若破坏则提示为浸润癌；真皮上部炎症细胞浸润。

三、鉴别诊断

1.局限性神经性皮炎　好发于颈部，首先感觉局部瘙痒，
后出现集簇的粟粒至米粒大正常皮色或淡褐色、淡红色多角形
扁平丘疹，稍具光泽，覆盖少量秕糠状鳞屑，进而丘疹互相融
合成片，因痒常搔抓刺激皮肤渐增厚，形成苔藓样变，境界清
楚，患处皮损周围常见抓痕，血痂。

2.银屑病　皮损为对称性泛发的上覆银白色鳞屑的丘疹、
斑块。薄膜出血现象阳性。

四、治疗

1.治疗原则　外科手术是首选的治疗方法。一般较大的皮
损光动力疗法也有一定疗效，较小皮损可采用电烧灼、冷冻或
激光治疗。本病患者的皮损可能发生侵袭性生长，而且一旦发
生后转移率可在37%，故早期诊断，及时治疗十分重要。

2. 局部治疗

（1）手术切除：适用于较大的皮损。

（2）物理疗法：电烧灼、冷冻或激光治疗适用于较小皮损。

（3）光动力疗法、放射治疗：用境界线、X线、镭和钴等放射治疗，适用于较大的皮损且不适合手术切除者，也可予光动力治疗，放疗可发生放射性坏死，往往形成明显瘢痕。

五、预防与调护

（1）避免长期接触砷剂，做好防护。

（2）避免日光暴晒。

（3）手术后注意防止术口感染，定期换药，定期复查有无复发。

第二节　Paget病

Paget病又名湿疹样癌，组织病理以表皮内有大而淡染的异常细胞（Paget细胞）为特点的一种特殊类型皮肤肿瘤，因其临床表现甚似湿疹，常易误诊。本病分为乳房Paget病和乳房外Paget病。

一、临床诊断要点

1. 乳房Paget病

（1）通常发生于40岁至60岁中年女性，40岁以内少见，也可发生于少数男性前列腺癌患者应用雌激素治疗之后。

（2）发生于单侧乳头、乳晕及其周围。

（3）皮损呈湿疹样外观，为境界清楚的红色斑片，表面多有渗出结痂或角化脱屑，并可见皲裂、糜烂或肉芽组织，呈鲜红色，有渗液。逐渐向周围扩大，经数月或数年后，往往稍有浸润，甚至发生溃疡。晚期损害向深部扩展时乳头内陷、被破

坏甚至脱落。半数患者伴有乳腺癌（图16-2）。

（4）无明显痒感。

2.乳房外Paget病

（1）可累及两性。

（2）常发于女性外阴和男性阴茎阴囊部位。

（3）呈缓慢延伸的红色斑块，边界清楚，表面常糜烂，呈湿疹样外观（图16-3）。

（4）偶伴发瘙痒和烧灼感，或无症状。

二、辅助检查

组织病理学检查在表皮内，特别是基底层或棘层下部能找到单个或巢状排列的Paget细胞，胞体大，圆形或椭圆形，无细胞间桥，细胞内含一个大的细胞核，胞质丰富而淡染，甚至空泡状，PAS反应阳性，耐淀粉酶。

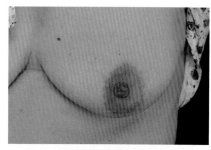

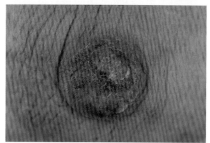

图16-2　乳房Paget病

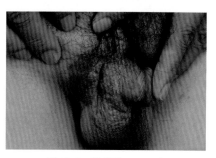

图16-3　乳房外Paget病

三、鉴别诊断

1.湿疹　多对称发病，皮疹多形性，无浸润，自觉明显瘙痒。

2.浅表性基底细胞癌　此病皮损的边缘较窄如细线状，组织病理学上两者可区别。

四、治疗

1.治疗原则　早发现早治疗，以局部治疗为主，首选手术治疗。

2.局部治疗

（1）乳房Paget病应进行乳房次全切除术，如伴发乳房内肿块，应进行乳房根治术。

（2）乳房外Paget病应广泛深切除，以免复发。

3.其他治疗　对于耐受不了手术或皮损较大者可采用光动力治疗。

五、预防与调护

（1）注意局部皮肤护理：手术后注意防止术口感染，定期换药。

（2）定期复查，以达到早期发现、早期治疗的目的。

第三节　基底细胞癌

基底细胞癌（basal cell carcinoma）又称基底细胞上皮瘤，是一种起源于表皮及其附属器基底细胞的恶性上皮肿瘤，生长缓慢，局部有破坏性，恶性程度较低。

一、临床诊断要点

（1）多发生在老年人，50岁以上多见，男女均可发病。

（2）主要发生于身体的暴露部位，特别是面部。

（3）皮损为红斑鳞屑、丘疹、结节或斑块，呈皮色至暗棕色、黑色。特征性表现为皮损周边可见珍珠样隆起，表现常有

毛细血管扩张。皮损慢慢增大，中心可形成坏死、溃疡样或向下侵蚀到骨、软骨组织。一般不转移（图16-4）。

（4）根据临床形态可分为以下5型：

① 结节溃疡型：最常见，好发于颜面。初

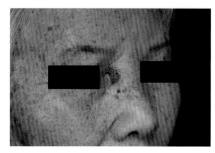

图16-4 基底细胞癌

起为灰白色或蜡样小节结，质硬，缓慢增大，出现溃疡，绕以珍珠状向内卷曲的隆起边缘。偶见皮损呈侵袭性扩大，或向深部生长，破坏眼、鼻、甚至穿通颅骨，侵及硬脑膜，造成患者死亡。

② 表浅型：常发生于躯干部。皮损为一个或数个轻度浸润性红斑鳞屑性斑片，向周围缓慢扩大，境界清楚，常绕以细线状珍珠状边缘。皮损表面可见小片表浅性溃疡和结痂，愈后留有光滑萎缩性瘢痕。

③ 囊肿型：为透明、圆顶状、蓝灰色囊肿性结节，易与汗腺囊瘤混淆。

④ 硬皮病样型或硬化型：罕见，好发于头面部，单发。为扁平或轻度凹陷的黄白色蜡样到硬化性斑块，缺乏卷边，无溃疡及结痂，类似局限性硬皮病，边缘常不清。皮损进展缓慢。

⑤ 纤维上皮瘤型：好发于背部。为一个或数个高起的结节，略带蒂，触之中等硬度，表面光滑，轻度发红，临床上类似纤维瘤。

（5）早期可无症状，偶有瘙痒及疼痛。

二、辅助检查

组织病理学检查　真皮基底样细胞组成的肿瘤团块，细胞

形态大小较一致，核的非典型性及核分裂相少见，核大、深染，肿瘤细胞呈卵圆形，胞浆少，嗜碱性。肿瘤周边细胞常呈栅栏状排列，常与周围组织间有裂隙。

三、鉴别诊断

1.鳞状细胞癌　两者均与日晒有关，有时皮损外观相似。鳞状细胞癌好发于面部外，亦常见于四肢，基底细胞癌极少发生于手背。本病进展快，皮损迅速增大，早期皮损是半球形、质硬的浸润性损害，而基底细胞癌的特征性皮损是呈蜡样光泽的结节，溃疡边缘卷曲。组织病理学检查可确诊。

2.Bowen病　与早期基底细胞癌及浅表型基底细胞癌的皮损形态不易区分，两者均可通过组织病理学检查确诊。

3.老年性皮脂腺增生　中央有脐状凹陷，淡黄色或黄色，不易出血，少见结痂。

四、治疗

1.治疗原则　根据年龄、皮损大小、部位考虑采用的治疗方法。理想的治疗方法是手术切除或切除植皮。不能手术的患者可选择光动力疗法、放射疗法、电灼、激光、冷冻等方法。基底细胞癌有明显的局部破坏能力，虽然很少转移，但仍有其他部位转移病例，故治疗宜及早、彻底。

2.局部药物治疗　局部外用维A酸、咪喹莫特、氟尿嘧啶等有一定的疗效。

处方一　0.1%维A酸乳膏　外用　tid

处方二　5%咪喹莫特乳膏　外用包封治疗　每周2～3次

处方三　5%氟尿嘧啶软膏　外用　qd

【说明】以上药膏妊娠及哺乳期禁用。

3.其他治疗

（1）手术切除：手术切除是首选疗法，适用于侵袭性生长、

复发及面部高危部位的皮损。应注意切除范围与深度，特别是硬斑病样或纤维上皮瘤，需要广泛地切除。术后应考虑配合化疗。

（2）光动力、冷冻、激光、电烧灼法等：适用于躯干和面部低危部位呈局限性生长的皮损，治愈率达90%，直径＞2cm及复发性肿瘤不宜采用。

（3）放射治疗：适用于老年人，不愿手术者。此肿瘤对放射线敏感，主张分次小剂量照射，持续数周，可以明显减少坏死与瘢痕。硬斑样或纤维化型以及复发病人不采用放疗，因对放射线不敏感。

五、预防与调护

（1）日常生活中注意防晒。
（2）对各种慢性皮肤病应积极治疗，防止发生恶变。
（3）注意保持局部皮肤清洁。
（4）宜进食容易消化而又营养的食物。
（5）保持良好心态，注意劳逸结合。
（6）手术后注意防止术口感染，定期换药，定期复查有无复发。

第四节　鳞状细胞癌

鳞状细胞癌（squamous cell carcinoma）简称鳞癌，是一种发生于上皮细胞的肿瘤，可继发于某些皮肤病变，如慢性放射性皮炎、慢性溃疡、红斑狼疮、瘢痕组织及日光角化等。

一、临床诊断要点

（1）老年人多见，男性多于女性。多有长期日光暴晒、砷剂、放射线、焦油类衍生物等的长期刺激等诱因。

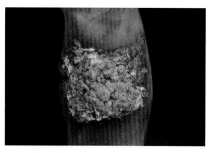

图16-5　鳞状细胞癌

（2）头面部、下唇黏膜、颈和手背等曝光部位处较常见。

（3）早期损害为浸润硬斑，以后逐渐发展成斑块、结节或疣状损害，基底部浸润，触之有坚实感，表面常有溃疡、结痂，溃疡表面呈颗粒状，易坏死、出血，溃疡边缘较宽，高起呈菜花状，质地坚实，伴恶臭（图16-5）。肿瘤生长较快，恶性程度高，可转移至局部淋巴结，晚期可通过血流发生远位转移。

（4）常继发于慢性放射性皮炎、慢性溃疡、日光角化及瘢痕组织等原有皮损基础上。发生于口唇、耳郭、阴茎、女阴和肛门处的皮损容易发生转移。

（5）早期可无症状，偶有瘙痒及疼痛。

二、辅助检查

组织病理学检查　为真皮内浸润性生长的鳞状细胞肿瘤团块，肿瘤团块中有正常和非典型鳞状细胞，后者比例愈大，肿瘤恶性程度愈高。非典型鳞状细胞特点是细胞大小和形状不一，核不规则，染色深，出现核分裂，细胞间桥消失，个别细胞出现角化不良和角珠。

三、鉴别诊断

1.基底细胞癌　好发于身体暴露部位，多发于面部和颈部。其损害多为浅表性皮疹，发展缓慢，边缘呈珍珠状或堤状隆起，一般没有炎症反应。主要根据病理学特征。

2.角化棘皮瘤　又称为自愈性原发性鳞状细胞癌。早期迅

速生长，边缘倾斜，中央有角栓，当长到最大限度时，角栓脱落，边缘渐平，留下凹陷性瘢痕。发展较鳞癌快，一般不发生破溃，可以自愈。诊断主要根据病理学特征。

四、治疗

1.治疗原则　早期癌肿无浸润及淋巴结转移时，手术彻底切除病变，术后可考虑化疗。晚期有转移时需要行根治术及淋巴结清除术。全身情况较差不耐受根治者，可考虑光动力疗法、放疗、冷冻或激光治疗。

2.系统药物治疗　晚期或转移者可考虑使用。

处方　博莱霉素注射液 15ml

　　　5%葡萄糖注射液 100ml ╱ iv drip　每周2次

【说明】博来霉系广谱抗肿瘤药，对鳞癌和甲状腺癌以及恶性淋巴瘤等有效。口服无效，需经肌内或静脉注射。常见的不良反应有恶心、呕吐、口腔炎、皮肤反应、药物热、食欲减退、脱发、色素沉着、指甲变色、手（足）指（趾）红斑、硬结、肿胀及脱皮等。老年患者、肺部经过放射治疗者及肺功能不良者慎用。妊娠、哺乳期妇女及小儿慎用。

3.局部治疗

（1）手术治疗：手术治疗为首选疗法，特别适用于尚未发生转移且分化较好者。建议应用Mohs外科切除术，切除范围至少在肿瘤边界外0.5～1cm，深度应达皮下脂肪层或筋膜层，切除标本要进行病理检查，以检查是否切除干净。有淋巴结转移时，须做淋巴结清扫术。术后定期随访，以检查是否复发。

（2）放射治疗：适用于头面部肿瘤，特别是分化较差，但尚未侵犯骨骼、软骨或未发生转移者。

（3）光动力、冷冻、激光治疗：适用于瘤体较小、分化良好者。

（4）外用药治疗

处方　5-氟尿嘧啶软膏　外涂患处　qd

【说明】5-氟尿嘧啶为嘧啶拮抗剂，有抑制细胞分裂增殖作用。用于基底细胞癌、鳞状上皮癌、疣及老年角化病。用时注意保护正常皮肤。

4.中药治疗　中医强调辨证论治，常以健脾、疏肝、解毒为法。

（1）参苓白术散加减

处方　白扁豆10克、茯苓10克、人参10克、白术10克、淮山药10克、莲子10克、薏苡仁10克、砂仁10克、桂枝5克、甘草3克。水煎服，每日1剂。

【说明】适用于脾虚型，以健脾利湿、软坚化痰为主。

（2）逍遥散加减

处方　柴胡8克、白芍10克、当归10克、白术10克、茯苓10克、薄荷5克、甘草5克、生姜3克。水煎服，每日1剂。

【说明】适用于肝郁型，以疏肝理气、痛经活络、化痰散结为主。

（3）人参养荣汤加减

处方　茯苓10克、远志10克、白芍10克、党参10克、黄芪10克、白术10克、甘草10克、熟地黄10克、五味子6克、陈皮6克。水煎服，每日1剂。

【说明】适用于肝肾亏损型，以滋补肝肾、扶正固本为主。

（4）菊藻汤加减

处方　菊花15克、重楼15克、山慈姑15克、何首乌10克、海藻3克、三棱3克、制马钱子3克、金银花3克、漏芦3克、蜈蚣3克。水煎服，每日1剂。

【说明】适用于瘀毒互结证型，以清热解毒、活血化瘀为主。

五、预防与调护

（1）应早期预防，避免长期暴晒及接触砷剂、放射线及焦油类衍生物等。

（2）对于原有皮损应该注意观察，做到早期诊断。

（3）注意个人卫生，预防感染。

（4）进食容易消化而有营养的食物。

（5）手术后注意防止术口感染，定期换药，定期复查有无复发。

第五节　原发性皮肤T细胞淋巴瘤

原发性皮肤T细胞淋巴瘤（cutaneous T cell lymphoma，CTCL）曾称为蕈样肉芽肿，属结外非霍奇金淋巴瘤，是T淋巴细胞（特别是记忆性T辅助细胞亚群）起源的一种皮肤原发淋巴瘤。

一、临床诊断要点

（1）本病多累及老人，发病率男性稍多于女性，呈慢性进行性经过，可累及淋巴结和内脏。遗传、感染和环境因素可能与本病发生发展有关。

（2）根据临床表现可分为斑片期、斑块期和肿瘤期，各期表现可重叠出现（图16-6）。

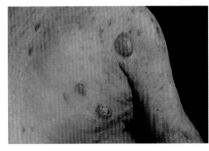

① 斑片期：好发于躯干，皮损无特异性，类似于慢性单纯性苔藓样变、湿疹、慢性接触

图16-6　原发性皮肤T细胞淋巴瘤

性皮炎、脂溢性皮炎、特应性皮炎、副银屑病等，多伴有剧烈顽固性瘙痒。

② 斑块期：由斑片期发展而来或直接在正常皮肤上发生。皮损呈形态不规则、境界清楚、略高起的浸润性红斑，颜色暗红至紫红，可自行消退，或融合成大的斑块，边缘呈环状、弓形或匐行性。

③ 肿瘤期：皮损常由斑块期进一步发展而来，呈褐红色隆起性结节，大小、形状各异，易早期破溃，形成深在性卵圆形溃疡，基底覆盖坏死性灰白色物质，溃疡边缘卷曲，继发感染可伴疼痛及恶臭。患者常在数年内死亡，爆发型皮肤T细胞淋巴瘤，预后较差。

（3）本病早期常伴有瘙痒症状。

（4）本病除皮肤外，淋巴结最常受累，其他依次为脾、肺、肝、骨髓、肾等脏器。

二、辅助检查

组织病理学检查　表皮内亲表皮现象及 Pautrier 微脓肿。真皮上部出现带状多形性细胞浸润，包括正常淋巴细胞、组织细胞、嗜酸性粒细胞、浆细胞。有些单一核细胞是异型T淋巴胞，后者核大而深染，外形呈特征性脑回状，而且附属器上皮（尤其是毛囊）也可见散在单一核细胞浸润。肿瘤期的异型T淋巴细胞可浸润达脂肪层。

三、鉴别诊断

1.斑片期　注意与慢性单纯性苔藓样变、慢性湿疹、慢性接触性皮炎、脂溢性皮炎、特应性皮炎、副银屑病等鉴别，多次及多部位取材行病理检查有利于进一步鉴别。

（1）慢性单纯性苔藓样变：好发于颈部、双肘伸侧、腰骶部等易搔抓部位，皮损为多角扁平丘疹，经反复搔抓、物理刺

激后形成苔藓样改变，病理无明显表皮内亲表皮现象及Pautrier微脓肿。

（2）慢性湿疹：为浸润性暗红斑上有丘疹、抓痕及鳞屑，瘙痒呈阵发性，常与急性湿疹交替发作，病理无明显表皮内亲表皮现象及Pautrier微脓肿。

（3）慢性接触性皮炎：有明确的反复接触史，皮损为轻度增生及苔藓样变，病理可鉴别。

（4）脂溢性皮炎：好发头面部、胸背部皮脂溢出较多的地方，皮疹为红斑基础上覆盖油腻的鳞屑，偶有瘙痒，病理可鉴别。

（5）特应性皮炎：婴儿、儿童多见，其家族常有遗传过敏史，皮疹婴儿期常与急性湿疹一致，表现为红斑、丘疹、丘疱疹等，儿童及成人期则多为苔藓样改变。

（6）副银屑病：好发于青壮年，皮疹表现为红斑、丘疹、浸润、鳞屑性斑块，病理可鉴别。

2.斑块期及肿瘤期　根据临床表现，结合组织病理学表现可进行鉴别。

四、治疗

1.治疗原则　应根据不同分期、患者年龄及全身情况的不同选择不同的治疗方法。

2.系统药物治疗　生物免疫调节剂（如干扰素等）、系统性化疗（如环磷酰胺、苯丁酸氮芥、甲氨蝶呤或口服维A酸等），常用于疾病的进展期、转移、复发或顽固性淋巴瘤等，具体如下：

处方一　重组人干扰素α2b注射液600万单位　　im　　qod

【说明】干扰素含有多种蛋白质和糖蛋白，具有抗病毒、抗增殖、抗肿瘤和免疫调节活性。可用于肌内、皮下注射，每周3次，与化疗药物合用。本品毒性低，抗原性弱，但大剂量注射给药时少数病人可有寒战、发热、恶心、呕吐、肌痛等不良

反应。

处方二 甲氨蝶呤 2.5 ～ 5 mg　po　q12h

【说明】甲氨蝶呤连续服用3次即可停药，以后每周以同样方法给药，甲氨蝶呤（MTX）是叶酸拮抗剂，通过抑制叶酸还原酶面抑制DNA合成，具体根据不同时期调整用量。

处方三 阿维A胶囊 50 ～ 75mg/d　po　qd

【说明】阿维A胶囊连续用8 ～ 10周，必要时与化疗药物合用。

3.局部药物治疗　外涂糖皮质激素、维A酸类及局部细胞毒药物（氮芥类）。

4.其他治疗方法

（1）光动力治疗：适合早期表浅皮损者，但有促使病情发展的风险。

（2）放射治疗：可用浅层X线，根据不同病程，单次剂量为50 ～ 200R，每周1次，总量为200 ～ 800R，对早期皮损有暂时效果。

五、预防与调护

（1）对各种慢性皮肤病应积极治疗，防止发生恶变。

（2）注意保持局部皮肤清洁。

（3）宜进食容易消化而又营养的食物。

（4）保持良好心态，注意劳逸结合。

第六节　黑素瘤

黑素瘤（melanoma）又称恶性黑素瘤，是来源于黑素细胞、恶性程度较高的恶性肿瘤；多发生于皮肤，亦可见于皮肤-黏膜交界处、眼脉络膜和软脑膜等处。

一、临床诊断要点

（1）60岁以上男性为高发人群，发病与长期日光照射密切相关，部分患者由恶性雀斑样痣、发育不良性痣细胞痣等演变而来；外伤、病毒感染等也可能与本病有关。白种人发病率较高，亚洲人发病率较低。部分病人有家族史。

（2）该病可以累及鼻腔、口腔、肛管等部位的黏膜，皮损出现破溃时出现出血、疼痛、阻塞等。

（3）根据临床表现，皮肤恶性黑素瘤可分为4种临床亚型。

① 肢端雀斑样黑素瘤：占亚洲人黑素瘤50%，是我国常见类型。多由肢端雀斑样痣发展而来，好发掌跖、甲、甲周区。皮损表现为色素不均匀、边界不规则斑片；位于甲母质时表现为纵行带状色素条纹，进展快，短期内可发生

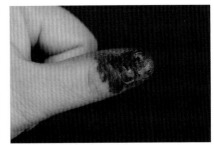

图16-7　黑素瘤

溃疡和转移，存活率为11%～15%（图16-7）。

② 恶性雀斑痣样黑素瘤：好发老年人的曝光部位，常由恶性雀斑样痣发展而来。皮损为淡褐色或褐色不均匀色素性斑片，伴有暗褐色或黑色小点，边缘不规则。生长缓慢、发生转移时间较晚。

③ 结节性黑素瘤：好发头颈及躯干、足底、外阴、下肢等，皮损初起为蓝黑色或褐色结节，后迅速增大成乳头瘤状、蕈样，可形成溃疡。

④ 表浅扩散性黑素瘤：好发躯干和四肢，皮损比恶性雀斑样痣小，直径很少超过2.5cm，为不规则斑片，皮损颜色为棕黄

色、褐色、黑色、淡红色等，出现结节、丘疹、溃疡时提示预后不良。

（4）早期时可无症状或偶有疼痛、瘙痒。

二、辅助检查

1. 组织病理学检查　表皮和真皮较多分散或巢状分布的黑素瘤细胞，水平和垂直方向扩展。黑素瘤细胞呈异型性，大小形态不一，核大、分裂，胞质有颗粒（多巴和酪氨酸酶强阳性）抗 S-100、抗 HMB-45 阳性。

2. 皮肤镜检查　对部分黑素瘤有诊断价值，可表现为不对称、色素不均匀、不规则条纹或小点/球、污斑及蓝白幕等。

三、鉴别诊断

需与交界痣、复合痣、脂溢性角化病、色素性基底细胞癌等进行鉴别，结合皮肤镜和皮肤组织病理学检查可进一步明确，具体如下：

1. 痣　一般直径较小，典型的皮损皮肤镜下可见网格状色素、鹅卵石样结构等，组织病理可见痣细胞呈巢状排列。

2. 脂溢性角化病　为浅褐色斑疹或斑丘疹，直径一般小于3cm，皮肤镜可见脑回样结构、粉刺样开口等。

3. 色素性基底细胞癌　为灰白色或蜡样小结节，可出现溃疡，绕以珍珠状向内卷曲的隆起边缘，病理瘤细胞与基底细胞相似，恶性程度较黑色瘤低。

四、治疗

1. 治疗原则　早诊断、早治疗，早期主要手术切除为主，晚期联合治疗。

2. 系统药物治疗　适用于晚期或已转移患者。

（1）化疗或联合化疗：适用于已转移患者，肢端恶性黑素

瘤可采用局部灌注化疗。

（2）非特异性免疫和特异性免疫治疗：如干扰素、白介素单抗、多效价细胞疫苗等治疗恶性黑素瘤也取得一定的疗效。

处方一　重组人干扰素α2b注射液600万单位　　im　qod

【说明】干扰素含有多种蛋白质和糖蛋白，具有抗病毒、抗增殖、抗肿瘤和免疫调节活性。可用于肌内、皮下注射，每周3次，与化疗药物合用。本品毒性低，抗原性弱，但大剂量注射给药时少数病人可有寒战、发热、恶心、呕吐、肌痛等不良反应。

处方二　注射用重组人白介素-2 30万～150万单位　　im　qd

【说明】可用于肌内、皮下或静脉注射，每日1次，4周为一疗程，可与放疗、化疗及手术等联合使用。

3.局部治疗

（1）手术切除：为原发性黑素瘤的理想疗法，可采用术中淋巴结定位或区域选择性淋巴结切除。

（2）放射疗法：对缓解内脏及中枢系统的转移灶压迫有一定疗效，也可缓解骨转移所致的疼痛。

五、预防与调护

（1）对各种可疑或癌前病变应积极治疗，防止发生恶变。

（2）注意避免长期日光暴晒。

（3）保持良好心态，注意劳逸结合。

（4）手术后注意防止术口感染，定期换药，定期复查有无复发。

第十七章

性传播疾病

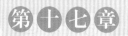

性传播疾病指主要通过性接触、类似性行为及间接接触传染的一组疾病，不仅可引起泌尿生殖器官的病变，还可通过淋巴系统及血液系统侵犯全身重要组织及器官。本章主要讲述梅毒、淋病、生殖道衣原体感染、尖锐湿疣等常见性传播疾病。

第一节　梅毒

梅毒（syphilis）是苍白螺旋体（又称梅毒螺旋体）所引起的一种慢性的性传播疾病。可侵犯全身各器官组织，并产生多种多样的症状和体征。梅毒主要通过性接触、母婴传播和血液传播。

一、临床诊断要点

1.一期梅毒

（1）好发于性活跃年龄，发病率男女相当，发生于不洁性交后2～4周。

（2）男性多发生于阴茎的包皮、冠状沟、系带或龟头；女性多发生于大小阴唇或子宫颈。

（3）主要症状为硬下疳，典型硬下疳为直径1～2cm圆形或类圆形溃疡，表面有浆液性分泌物，基底呈肉红色，

边界清楚，周边水肿隆起，触之有软骨样硬度，无疼痛及触痛，单发常见（图17-1）。不经治疗可在3～8周内自然消失，不留痕迹或留有轻度萎缩性瘢痕。

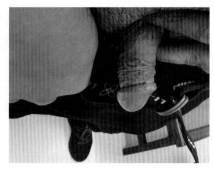

图17-1　梅毒硬下疳

（4）感染1～2周后，生殖器附近淋巴结（尤以腹股沟淋巴结最多见）开始肿大，称为硬化性淋巴结炎（梅毒横痃），其有质硬、不融合、无红肿、疼痛、破溃等特点，消退需数个月。

（5）一般无明显自觉症状。

2.二期梅毒

（1）一般发生在感染后9～12周或硬下疳消退后3～4周。

（2）有全身各系统表现，包括皮肤和黏膜损害、全身淋巴结肿大、脱发以及关节、眼、神经系统病变等。

（3）可先有流感样全身症状及全身淋巴结肿大，继之出现以皮肤、黏膜疹为主的临床表现，皮损形态多样，具有一定特征性的皮损如梅毒疹、扁平湿疣、梅毒性脱发、黏膜损害等，发展与消退缓慢。

①梅毒疹：皮损通常缺乏特异性，可表现为红斑、丘疹、斑丘疹、斑块、结节、脓疱或溃疡等，大多数泛发，不痒或轻微瘙痒；掌跖部位梅毒疹常带有领圈样脱屑、互不融合，呈铜红色（图17-2、图17-3）。

②扁平湿疣：发生在肛周、外生殖器、腹股沟等部位，肉红色或粉红色扁平丘疹或融合性斑块，可出现糜烂、渗液。

③梅毒性秃发：表现为局限性或弥漫性脱发，呈虫蚀状，头发稀疏，长短不齐，及时治疗毛发可以再生。

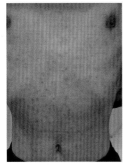
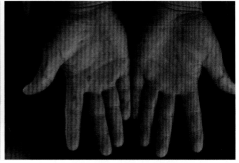

图17-2　梅毒疹　　　　图17-3　手部梅毒疹

④ 黏膜损害：多见于口腔、舌、咽或生殖器黏膜。表现为边界清楚的红斑、水肿、糜烂，表面覆盖灰白色膜状物。

（4）还可伴骨关节、眼、神经其他内脏的损害。

3.三期梅毒（晚期梅毒）

（1）早期梅毒未经治疗或治疗不充分，一般经过3～4年（最早2年，最晚20年）。40%患者可出现三期梅毒。

（2）皮肤黏膜的损害：主要为结节性梅毒疹和梅毒性树胶肿。

① 结节性梅毒疹：好发于头面、肩、背和四肢伸侧。皮损为簇集排列的铜红色浸润性结节，表面可脱屑或坏死溃疡，新旧皮损可此起彼伏，迁延数年。

② 梅毒性树胶肿：又称梅毒瘤，破坏性大，好发于小腿，少数发生于骨骼、口腔、上呼吸道等。皮损早期常为单发无痛性皮下结节，逐渐增大及发生溃疡，呈肾形或马蹄形穿凿性溃疡，边缘锐利，溃疡表面有黏稠树胶状分泌物，愈后遗留萎缩性瘢痕。

（3）骨梅毒：最常见为长骨骨膜炎，表现为骨骼痛、骨膜增生、佩刀胫等；还可出现病理性骨折、骨穿孔、畸形等。

（4）眼梅毒：类似于二期。

（5）心血管梅毒：常在感染10～20年后，表现为主动脉炎、动脉瓣关闭不全、主动脉瘤等。

（6）神经梅毒：常在感染3～20年后，主要有无症状神经梅毒、脑膜梅毒、实质型神经梅毒等。

① 无症状神经梅毒：脑脊液有异常变化，无梅毒所致的神经症状与体征。

② 脑膜梅毒：梅毒侵犯了脑膜、脑血管和脊髓。

③ 实质型神经梅毒：梅毒侵犯了脑实质，发生麻痹性痴呆、脊髓结核和视神经萎缩。

4.潜伏梅毒（隐性梅毒） 无临床症状，梅毒血清反应阳性，没有其他可引起梅毒反应阳性的疾病存在。感染期限在2年以内的称为早期潜伏梅毒；病期在2年以上者，称为晚期潜伏梅毒。

5.先天梅毒（胎传梅毒） 先天性梅毒分为早期、晚期先天梅毒和先天潜伏梅毒，特点是不发生硬下疳，早期病变较后天性梅毒重，骨骼及感觉器官受累多而心血管受累少。

二、辅助检查

1.梅毒螺旋体直接检查 适用于早期梅毒皮肤黏膜损害。

2.梅毒血清学试验 为诊断梅毒必需的检查方法，对潜伏梅毒血清学诊断尤为重要。梅毒螺旋体感染后产生两种抗体，即非特异性的抗心脂质抗体和抗梅毒螺旋体抗体。

（1）非特异性试验

① 性病研究实验室实验（VDRL）：VDRL试验于硬下疳发生后1～2周出现阳性，一期梅毒只有2/3 VDRL试验为阳性。多数二期梅毒者的滴度至少为1：16，VDRL试验假阳性者的滴度在1：8以下。

② 血清不加热的反应素试验（USR）。

③ 快速血浆反应素环状卡片试验（RPR）。

④ 甲苯胺红不需加热血清试验（TRUST）。

（2）特异性试验：用灭活的或死的螺旋体或其成分来检测螺旋体抗体。包括荧光螺旋体抗体吸收试验（FTA-ABS）、梅毒螺旋体血凝试验（TPHA）和梅毒螺旋体颗粒凝集试验（TPPA）。

3. 分子生物学技术检测　检测TP-DNA对诊断先天梅毒和神经梅毒具有一定的敏感性和特异性。

4. 脑脊液检查　用于诊断神经梅毒，包括细胞计数蛋白定量、VDRL、PCR检测和胶体金试验。脑脊液细胞计数和总蛋白量的增加属非特异性变化，脑脊液VDRL试验才是神经梅毒的可靠诊断依据。当有活动的神经梅毒存在时，脑脊液白细胞计数常增高（WBC＞5个/mm²），因此，脑脊液白细胞计数也常是判断疗效的敏感指标。

三、鉴别诊断

由于梅毒的临床表现复杂多样，建议仔细询问病史、认真体格检查和反复实验室检查以鉴别诊断，需与以下常见皮肤病鉴别。

1. 玫瑰糠疹　皮疹分布以躯干较多且分散存在，但多呈椭圆形淡红色斑，覆有糠状鳞屑长轴与皮纹一致。常先发一个较大母斑，而后再发较多皮疹有痒感，淋巴结不肿大，梅毒血清反应阴性。

2. 银屑病　在红色丘疹或斑片上覆有银白色鳞屑，有薄膜现象，以四肢伸侧、头皮和背部较多，自觉瘙痒，一般冬重夏轻，病程较长。

3. 尖锐湿疣　由人乳头瘤病毒引起，初发为正常肤色或粉红色丘疹，表面凹凸不平，增长后呈乳头状、菜花状及鸡冠状，根部多半有蒂，刺激易出血。梅毒血清反应阴性。

4.多形红斑　初发为水肿性红斑和淡红色扁平丘疹，进一步发展为虹膜状红斑，即靶形红斑，病变对称分布，好发于手背前臂、足背、踝部等处，同时可发生水疱、大疱和黏膜病变，自觉疼痛。

四、治疗

1.治疗原则

（1）早诊断，早治疗。疗程要规则，剂量要足够。治疗后定期临床和实验室随访。

（2）治疗后要经过足够时间的追踪观察。

（3）性伴同查同治。

2.治疗的目的和要求

（1）早期梅毒（一、二期及复发梅毒）：要求症状消失，尽快消除传染性，血清阴转，预防复发和发生晚期梅毒。如为早期复发患者，治疗量应加倍。

（2）晚期皮肤黏膜、骨、关节梅毒：要求症状消失，功能障碍得到恢复，防止发生心血管及神经系统梅毒，不一定要求血清阴转。

（3）早期先天梅毒：要求症状消失，血清阴转。当患儿内脏损害多而严重时，首先要立足于挽救患儿的生命，小心谨慎地进行治疗，避免发生严重的吉海反应。

（4）晚期先天梅毒：要求损害愈合及预防新的损害发生，不一定要求血清阴转。先天梅毒的间质性角膜炎可同时口服泼尼松，并局部用皮质类固醇滴眼液。

（5）孕妇梅毒：在妊娠早期治疗是为了使胎儿不受感染；妊娠晚期治疗是为了使受感染的胎儿在分娩前治愈，同时也治疗孕妇。对曾分娩过早期先天梅毒患儿的母亲，虽无临床体征，血清反应也阴性，仍需进行适当的治疗。

（6）各类潜伏梅毒：主要预防各种复发，应给足量的驱梅

治疗，对晚期潜伏性梅毒不要求血清反应阴转。

（7）心血管梅毒、神经梅毒与各种内脏梅毒：在用青霉素治疗前最好结合有关专科进行处理，并慎重地进行驱梅治疗，切忌在短时期内用大量驱梅药物的急速治疗，以免发生瘢痕收缩所引起的重要脏器的严重功能障碍。

（8）治疗开始时要避免发生吉海反应：此现象于首次用药后数小时至24小时（通常为3～12小时）出现流感样症状，体温升高（38～40℃），全身不适，梅毒性损害可暂时加重，内脏及中枢神经系统梅毒症状显著恶化。为了预防发生此反应，在治疗前1天开始给予泼尼松0.5mg/（kg·d），口服3天。心血管梅毒治疗应从小剂量青霉素开始逐渐加到正常量，治疗过程中如发生胸痛、心力衰竭等，则应暂停治疗。

3.系统药物治疗（针剂注意皮试）

（1）早期梅毒首选青霉素。

处方一 普鲁卡因青霉素G 80万～120万单位　im　qd

处方二 苄星青霉素G（长效西林）240万单位　im　qw

对青霉素过敏者采用下列方案之一。

处方三 头孢曲松1.0g

　　　　0.9%氯化钠注射液100ml ╱ iv drip　bid 或qd

处方四 四环素500mg　po　qid

处方五 多西环素100mg　po　bid

处方六 米诺环素100mg　po　bid

处方七 阿奇霉素2g　po　（顿服）

【说明】普鲁卡因青霉素G及头孢曲松均为连用10～14天；苄星青霉素G（长效西林）于两侧臀部肌内注射，每周1次，1～3次；四环素、多西环素、米诺环素（肝、肾功能不全者、孕妇禁用）连服14天。

（2）晚期梅毒

处方一 普鲁卡因青霉素G 80万～120万单位　im　qd

处方二 苄星青霉素 G（长效西林）240 万单位　im　qw

对青霉素过敏者采用下列方案之一。

处方三 多西环素 100mg　po　bid

【说明】普鲁卡因青霉素 G 连续用 20 天，也可考虑给予第 2 个疗程，疗程间隔 2 周；苄星青霉素 G 共用 3 次；多西环素连服 30 天。

（3）心血管梅毒：如有心力衰竭，首先治疗心力衰竭，待心功能可代偿时，再开始抗梅毒治疗。抗梅毒用药从小剂量开始以避免发生吉海反应，造成病情加剧或死亡。

处方一 青霉素 G10 万单位　im　qd

对青霉素过敏者采用下列方案之一。

处方二 四环素 500mg　po　qid

处方三 红霉素 500mg　po　qd

【说明】青霉素 G，第 1 日 10 万单位，1 次肌内注射；第 2 日 10 万单位，分 2 次肌内注射；第 3 日 20 万单位，分 2 次肌内注射；自第 4 日起按下列方案治疗：普鲁卡因青霉素 G80 万单位肌内注射，1 天 1 次，连续 15 天为 1 个疗程，疗程总量最高为 1200 万单位，共 2 个疗程（或更多），每疗程间隔 2 周。四环素每日最高剂量为 2g，连服 30 天；红霉素用法同四环素。

（4）神经梅毒

处方一 青霉素 200 万～ 400 万单位

　　　 0.9% 氯化钠注射液 100ml ╱ iv drip　q4h

处方二 普鲁卡因青霉素 G60 万单位　im　q6h

对青霉素过敏者采用下列方案之一。

处方三 头孢曲松 2.0g

　　　 0.9% 氯化钠注射液 100ml ╱ iv drip　qd

处方四 四环素 500mg　po　qid

处方五 多西环素 100mg　po　bid

【说明】青霉素 G 连续静脉滴注 10 ～ 14 天，继以苄星青霉

素G每周240万单位肌内注射1次，共3次；普鲁卡因青霉素G肌内注射4次/天，连续14天，同时口服丙磺舒0.5g qid 10～14天，继以苄星青霉素G，每周240万单位肌内注射1次，共3次；头孢曲松连用10～14天；四环素、多西环素连服30天。

（5）妊娠期梅毒

处方一 根据分期同上

对青霉素过敏者采用下列方案之一。

处方二 红霉素500mg po qid

【说明】普鲁卡因青霉素G连续肌内注射10天。妊娠初3个月内，治疗1个疗程，妊娠末3个月内治疗1个疗程。治疗后每月一次RPR试验，观察有无复发及再感染。对青霉素过敏者，用红霉素治疗（禁用四环素），早期妊娠梅毒连服14天，晚期连服30天。

（6）先天梅毒

① 早期先天梅毒（2岁以内）

处方一 青霉素G 5万单位/kg
　　　　生理盐水100ml ╱ iv drip q8h

处方二 普鲁卡因青霉素G 5万单位/kg im qd

【说明】出生后7天以内的新生儿，每12小时静脉注射青霉素G 1次。出生7天以后的婴儿每8小时静脉注射青霉素G 1次，总疗为10～14天；普鲁卡因青霉素G连续用10～14天。

② 晚期先天梅毒（2岁以上）

处方一 水剂青霉素G 20万～30万单位/（kg·d）iv q4h或iv q6h

处方二 普鲁卡因青霉素G 5万单位/kg im qd

处方三 红霉素5～7.5mg/（kg·d）po qid（注：适用于对青霉素过敏者）

【说明】水剂青霉素G连续10～14天为1疗程；普鲁卡因青霉素G连续10天为1疗程，可用1～2疗程（对较大儿童的

青霉素用量，不应超过成人同期病人的治疗量）；红霉素连服30天。小于8岁儿童禁用四环素。

4.中药治疗　中医强调辨证论治，早期以清热解毒、化痰散结为法；晚期以益气养血、扶正固本为法。

（1）龙胆泻肝汤加减

处方　龙胆草6克，黄芩9克，栀子9克，泽泻12克，木通3克，车前子9克，当归9克，生地黄20克，柴胡9克，生甘草6克。水煎服，每日1剂。

【说明】适用于肝经湿热型，以清肝解毒、利湿化斑为主。

（2）二陈汤合消疬丸加减

处方　法半夏9克，陈皮9克，茯苓12克，白芥子9克，川贝母10克，山慈姑9克，桃仁12克，甘草6克。水煎服，每日1剂。

【说明】适用于痰瘀互结型，以祛痰解毒、化痰散结为主。

（3）芎归二术汤加减

处方　当归12克，川芎9克，白术15克，苍术15克，茯苓12克，藿香9克，厚朴6克，甘草6克。水煎服，每日1剂。

【说明】适用于脾虚湿蕴型，以健脾化湿、解毒化浊为主。

（4）十全大补汤加减

处方　人参6克，肉桂3克，川芎9克，熟地黄12克，茯苓9克，白术9克，当归9克，白芍药9克，黄芪12克，炙甘草3克。水煎服，每日1剂。

【说明】适用于气血两虚型，以补气养血、扶正固本为主。

（5）生脉散合大补阴丸加减

处方　人参9克，麦冬10克，五味子10克，熟地黄18克，龟板18克，黄柏9克，知母12克，炙甘草6克。水煎服，每日1剂。

【说明】适用于气阴两虚型，以益气养阴、补肾填精为主。

5.治愈标准

（1）临床治愈：一期梅毒（硬下疳）、二期梅毒及三期梅毒

（包括皮肤、黏膜、骨骼、眼、鼻等）损害愈合消退，症状消失。以下情况不影响临床治愈的判断。

① 继发或遗留功能障碍。

② 遗留瘢痕或组织缺损。

③ 梅毒损害愈合或消退，梅毒血清学反应仍阳性。

（2）血清治愈：驱梅治疗后2年以内梅毒血清学反应由阳性转为阴性，脑脊液检查阴性。一期梅毒（硬下疳初期），血清反应为阴性但已接受充足驱梅治疗，可不出现阳性反应，这种情况不存在血清治愈的问题。

五、预防与调护及治疗后随访

（1）在3个月内凡性接触过梅毒的应予以检查、确诊及治疗。

（2）早期梅毒在治疗期禁止性生活。

（3）经足量规则治疗后，定期随访，包括全身体检和复查非梅毒螺旋体抗原血清学试验滴度，以了解是否治愈或复发。

① 早期梅毒：治疗后随访2～3年，第1年内每3个月复查1次，以后每半年复查一次。如血清反应由阴性转为阳性或滴度升高4倍以上，属血清复发；或有临床症状复发，均应加倍复治。通常一期梅毒1年内、二期梅毒2年内血清可转阴。对于血清固定者，如无临床症状复发，是否再治疗可视具体病情而定，但应做神经系统检查及脑脊液检查，以及时发现无症状神经梅毒。

② 晚期梅毒：治疗后需随访3年。对血清固定者，如临床上无复发表现，并除外神经血管及其他内脏梅毒，可不必再治，但要定期复查血清反应滴度，随访3年以上再判断是否终止观察。

③ 心血管梅毒及神经梅毒：治疗后需随访3年以上。神经梅毒治疗后3个月做第1次检查，包括脑脊液检查，以后每6个月1次，直到脑脊液正常。此后每年检查1次，至少持续3年。

无症状性神经梅毒、梅毒性单纯性主动脉炎可完全治愈；但梅毒主动脉瓣关闭不全、冠状动脉狭窄、梅毒性动脉瘤及有症状的神经梅毒等，虽经充分治疗，其症状和体征也难以完全改善。

④ 妊娠梅毒：治疗后、分娩前每月复查梅毒血清反应，分娩后随访同其他梅毒。

⑤ 梅毒孕妇的婴儿：a.经过充分治疗的梅毒孕妇所生婴儿。婴儿出生时，如血清反应阳性，应每月复查1次，8个月时，如呈阴性，且无先天梅毒的临床表现，可停止观察。婴儿出生时如血清反应阴性，应于出生后1个月、2个月、3个月及6个月复查，至6个月时仍为阴性，且无先天梅毒的临床表现，可除外梅毒。在随访期间滴度逐渐上升或出现先天梅毒的临床表现，应立即治疗。b.未经充分治疗或未经青霉素治疗的梅毒孕妇所生婴儿，或无条件对婴儿进行随访者，可对婴儿进行预防性抗梅毒治疗，对孕妇进行补充治疗。

第二节　淋病

淋病（gonorrhea）是由淋病奈瑟菌（淋球菌）感染引起，主要导致泌尿生殖系统的化脓性感染，也可有眼、咽、直肠感染和播散性淋球菌感染。淋病具有传染性强、潜伏期短的特点。感染可从男性尿道播散至附睾、睾丸及前列腺，或从女性宫颈播散至输卵管、卵巢、巴氏腺、尿道及直肠。咽部、直肠和眼结膜亦可作为原发性感染部位受累。淋球菌经血液传播可导致播散性淋球菌感染。

一、临床诊断要点

（1）好发于性活跃年龄，发病率男女相当，常有不洁性交史或性伴感染史。新生儿淋球菌感染常经母体产道而传染。

（2）潜伏期平均3～5天。

（3）男性前尿道炎可表现为早期尿道外口和舟状窝处瘙痒、灼热、疼痛，尿道外口潮红肿胀，逐渐形成大量黄白色脓液自尿道口溢出，可伴尿频、尿急、尿痛等现象；有时还可伴发腹股沟淋巴结炎、包皮龟头炎等（图17-4）。

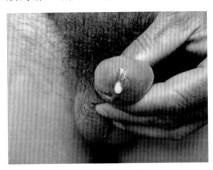

图17-4　淋病

（4）男性后尿道炎主要表现为终末血尿，会阴部钝痛、压迫感、坠胀感，夜间常有疼痛性勃起等现象，还可有一时性尿潴留或发热、头痛等全身症状，可合并前列腺炎、附睾炎、精囊腺炎、膀胱炎等。

（5）男性慢性尿道炎表现为尿道炎症状反复出现或持续2个月以上。患者自觉症状减轻，仅仅轻度尿道内刺痛、不适感，分泌物明显减少，可合并前列腺炎、精囊腺炎、附睾炎、膀胱炎或引起尿道狭窄，也可导致不育。

（6）女性好发于子宫颈，其次为尿道、尿道旁腺、前庭大腺。可出现阴道脓性分泌物增多，宫颈充血明显、水肿糜烂，有的出现自宫颈管流出脓性分泌物。

（7）女性尿道炎症状较轻，可表现为尿频、尿急、尿痛，挤压尿道口有脓性分泌物。尿道旁腺感染可出现肿大疼痛及开口红肿，挤压时有脓性分泌物。前庭大腺感染时出现腺体红肿疼痛、开口部位发红，挤压时有少量脓性分泌物。

（8）女性淋病主要并发症为淋菌性盆腔炎、附件炎，反复发作还可造成输卵管狭窄或闭塞，引起宫外孕、不孕或慢性下腹痛等。

（9）新生儿淋菌性眼炎于出生后48小时～1周内发生。眼睑水肿、发红，有脓性分泌物，可发生角膜炎、角膜穿孔、失明。

二、辅助检查

1.涂片检查　取尿道分泌物或宫颈分泌物，做革兰氏染色，镜下在多形核白细胞内找到革兰阴性双球菌。女性宫颈分泌物中杂菌多，敏感性和特异性较差，阳性率仅为50%～60%，且有假阳性，因此世界卫生组织推荐用培养法检查女病人。

2.培养检查　淋球菌培养是诊断的重要佐证，培养法对症状很轻或无症状的男性、女性病人都是较敏感的方法，只要培养阳性就可确诊。

3.基因诊断　PCR方法与LCP方法比传统的培养法在灵敏性和特异性上有了很大的提高，时间也大大缩短。

三、鉴别诊断

1.非淋菌性尿道炎　病原体是沙眼衣原体和支原体，表现为慢性尿道炎的症状，尿道刺激症状不明显，分泌物量少，为浆液性稀薄黏液。

2.念珠菌性尿道炎　病原体是白念珠菌，无尿道刺激症状，大量黏稠分泌物呈黄色或乳酪样。

3.滴虫性尿道炎　病原体是阴道毛滴虫，无尿道刺激症状，大量脓性分泌物呈黄色稀薄泡沫状。

四、治疗

1.治疗原则

（1）尽早确诊，及时治疗：尽早明确诊断，及时规范治疗。

（2）明确临床类型：判断是否为单纯型，或者有合并症型，或者播散型。对正确指导治疗极其重要。

（3）明确有无耐药：明确是否耐青霉素，耐四环素等，有助于正确地指导治疗。

（4）明确是否合并衣原体或支原体感染：若合并衣原体或支原体感染时，应拟订联合化疗方案进行治疗。

（5）正确、足量、规则、全面治疗：应选择对淋球菌最敏感的药物进行治疗，尽可能做药敏试验、过敏试验或β-内酰胺酶测定。药量要充足，疗程要正规，用药方法要正确。应选择各种有效的方法全面治疗。

（6）严格考核疗效并追踪观察：应当严格掌握治愈标准，坚持疗效考核。只有达到治愈标准后，才能判断为痊愈，以防复发。治愈者应坚持定期复查，观察足够长的一段时期。

（7）同时检查、治疗其性伴侣：患者夫妻或性伴侣双方应同时接受检查和治疗。

2.系统药物治疗

（1）生殖器感染（尿道炎、宫颈炎、直肠炎）

处方一 头孢曲松250～1000mg im qd

处方二 大观霉素2g（女性用4g） im qd

处方三 头孢噻肟1g im qd

处方四 头孢克肟400mg po qd

【说明】以上均为单次给药。

（2）淋菌性盆腔炎、播散性淋病、淋病性附睾炎等

处方一 头孢曲松1000mg im qd

处方二 大观霉素2g im bid

【说明】以上连续用药10天以上。

3.中药治疗 中医强调辨证论治，常以清热、解毒、利湿、凉血为法。

（1）龙胆泻肝汤加减

处方 龙胆草6克，黄芩9克，栀子9克，泽泻12克，木通3克，车前子9克，当归9克，生地黄20克，柴胡9克，生甘草6

克。水煎服，每日1剂。

【说明】适用于湿热毒蕴型，以清热利湿、解毒化浊为主。

（2）知柏地黄丸加减

处方　知母10克，生地黄24克，山茱萸12克，山药12克，泽泻9克，牡丹皮9克，黄柏9克，茯苓9克。水煎服，每日1剂。

【说明】适用于正虚毒恋型，以滋阴降火、利湿祛浊为主。

（3）清营汤加减

处方　水牛角30克，生地黄15克，玄参9克，竹叶心3克，麦冬9克，丹参6克，黄连5克，银花9克，连翘6克。水煎服，每日1剂。

【说明】适用于热毒入络型，以清热解毒、凉血化浊为主。

4.治愈标准　在治疗结束后3周内，无性接触的情况下，符合下列标准即可判为治愈。

（1）临床症状和体征全部消失。

（2）尿液澄清透明。

（3）患者治疗结束后症状及体征全部消失，1周后病原学检查阴性，判为治愈。

注意：PCR是通过检测淋球菌隐蔽质粒上的CppB基因存在而确定淋球菌有无的，部分患者治愈后，尿道在一段时间内尚存在有已杀死的含CppB基因无害性、无繁殖力的菌体及其碎片，尽管涂片和培养未检出淋球菌，但PCR可扩增CppB基因，仍可得到阳性结果。因此，PCR检测结果不能作为淋病治愈的指标。

五、预防与调护

（1）对病人进行预防教育，给予咨询。向病人宣传使用安全套可预防性病、艾滋病及示教使用方法。

（2）动员性伴同时检查、同时治疗。

（3）忌烟、酒及辛辣刺激食物。宜进食清淡、富含蛋白质、

维生素的食物。

（4）患者注意个人卫生与隔离，不与家人、小孩尤其是女孩同床、同浴。

第三节　生殖道衣原体感染

生殖道衣原体感染是指以衣原体为致病菌的泌尿生殖道系统感染，主要通过性接触传播。既往非淋菌性尿道炎（NGU）主要是指是沙眼衣原体、解脲支原体、生殖道支原体所引起的尿道炎，由于后两者致病性仍有待确定，故使用生殖道衣原体感染更为准确。

一、临床诊断要点

（1）好发于性活跃年龄，发病率男女相当，有不洁性接触史或性伴感染史。

（2）潜伏期平均为1～3周。

（3）男性患者表现为尿道分泌物呈浆液性或浆液脓性，较稀薄，量少，晨起有"糊口"现象。少数情况下尿道分泌物可呈脓性，量多，甚或带血性，尿痛，或尿频、尿道瘙痒和不适感。有时觉阴茎体局部疼痛（图17-5）。

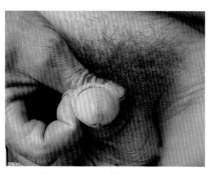

图17-5　生殖道衣原体感染

（4）女性患者表现为尿道分泌物呈浆液性或浆液脓性，尿痛、尿频。宫颈是女性主要感染部位，可有白带增多、色黄或带血性，或有异味。非月经期或性交出血。

（5）上行感染还可引起男性附睾炎、前列腺炎，表现为会阴钝痛、阴茎痛等；女性则可引起输卵管炎、子宫内膜炎、宫外孕、不孕症等。还可引起Reiter综合征，表现为尿道炎、结膜炎和关节炎三联征。

二、辅助检查

采用核酸检测、细胞培养、PCR检查和抗原检测可发现沙眼衣原体。

三、鉴别诊断

1.淋病　多见尿道刺激症状，尿道分泌物呈脓性，量多。淋球菌检查阳性。

2.念珠菌性尿道炎　病原体是白念珠菌，无尿道刺激症状，大量黏稠分泌物呈黄色或乳酪样。

3.滴虫性尿道炎　病原体是阴道毛滴虫，无尿道刺激症状，大量脓性分泌物呈黄色稀薄泡沫状。

四、治疗

1.治疗原则　确诊后早期用药，并且强调要连续用药，要求规则、足量、彻底治疗。经过及时正规治疗，预后良好。

2.系统药物治疗

处方一 多西环素 100mg　po　bid

处方二 米诺环素 100mg　po　bid

处方三 罗红霉素 150mg　po　bid

处方四 阿奇霉素 1g　po　qd 顿服

处方五 克拉霉素 250 mg　po　bid

【说明】以上除阿奇霉素外用药疗程为10～14天，阿奇霉素第1日1g，以后两天每日0.5g，共3天。妊娠期感染选择阿奇霉素，阿奇霉素建议在饭前1小时或饭后2小时服用。

3.中药治疗　　中医强调辨证论治，常以清热利湿、疏肝健脾、利尿止淋为法。

（1）萆薢分清饮与八正散加减

处方　益智仁6克，萆薢15克，石菖蒲9克，乌药9克，车前子9克，瞿麦9克，萹蓄9克，滑石9克，黄栀子9克，木通9克，大黄9克，甘草6克。水煎服，每日1剂。

【说明】适用于湿热下注型，以清利湿热、分清泌浊为主。

（2）逍遥散加减

处方　柴胡9克，当归9克，白芍9克，薄荷6克，茯苓12克，白术9克，丹参15克，木香6克，甘草6克。水煎服，每日1剂。

【说明】适用于肝郁气滞型，以舒肝解郁、利气疏导为主。

（3）胃苓汤、真武汤或金匮肾气丸加减

处方　制附片6克，肉桂5克，熟地黄12克，茯苓10克，泽泻10克，白芍药9克，白术12克，猪苓12克，苍术9克，厚朴9克。水煎服，每日1剂。

【说明】适用于脾肾亏虚型，以健脾益肾、利尿止淋为主。

4.治愈标准

（1）临床症状消失1周以上，尿道无分泌物，或分泌物中白细胞≤4个/100倍显微镜。

（2）尿液澄清，沉渣镜检阴性。

（3）尿道（宫颈）标本衣原体、支原体检查阴性。

五、预防与调护

（1）杜绝不洁性交。注意个人卫生，不提倡盆浴。

（2）配偶一方患病，另一方也要做检查，发现患病要同时治疗。

（3）消除患者思想负担。告知患者经治疗后预后良好，症状消失，无任何后遗症。

（4）忌食辛辣刺激之品。

第四节　尖锐湿疣

尖锐湿疣（condyloma acuminata）又称生殖器疣，通过性接触途径而传染，病因是人类乳头瘤病毒（HPV）感染。

一、临床诊断要点

（1）好发于性活跃年龄，发病率男女相当，有不洁性接触史、性伴感染史或间接感染史。

（2）潜伏期为3～8个月，平均3个月。

（3）男性病变多见于包皮、系带、冠状沟、龟头、尿道口、阴茎体、肛周和阴囊等。女性病变多见于大小阴唇、前庭、后联合、阴蒂、宫颈和肛周等。偶见腋窝、脐窝、乳房、口腔等处。

（4）病损开始时为小而色淡的丘疹，以后逐渐增大呈疣状突起。疣体表面凹凸不平，湿润柔软呈乳头状、菜花状或鸡冠状，根部多半有蒂，易发生糜烂、渗液，其间有脓性分泌物淤积，有恶臭。位于干燥部位的尖锐湿疣较小，呈扁平疣状。位于潮湿浸渍部位的疣体表面呈白色、暗灰色或红色，可出血及感染（图17-6）。

（5）无明显痛痒感，偶可有异物感或痒感。女性可有白带增多。

二、辅助检查

1.醋酸白试验　用5%醋酸溶液涂抹于可疑皮损之处，观察3～5分钟，如被检查局部的皮肤或黏膜变白，即为阳

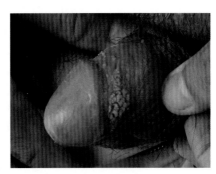

图17-6　尖锐湿疣

性。该方法敏感性较高，但可出现假阳性，因此其特异性不高。

2.皮损活检　表皮角化不全，棘层高度肥厚，表皮突增厚、延长呈乳头瘤样增生，表皮与真皮之间界限清楚。颗粒层和棘层上部细胞有明显的空泡形成，空泡细胞大、胞浆着色淡，核浓缩而深染，核周围有透亮的晕，为特征性病理改变。真皮水肿，毛细血管扩张，周围有致密的慢性炎性细胞浸润。

三、鉴别诊断

1.扁平湿疣　属二期梅毒疹，为发生于生殖器部位的丘疹或斑块，表面扁平而潮湿，也可呈颗粒状或菜花状，暗视野检查可查到梅毒螺旋体，梅毒血清学反应阳性。

2.假性湿疣　好发于年轻女性的小阴唇内侧、阴道前庭和尿道口周围，呈对称密集分布的直径 1～2mm 白色或淡红色小丘疹，表面光滑，有些可呈绒毛状、鱼子状或息肉状。无明显自觉症状，偶有瘙痒。醋酸白试验阴性。

3.阴茎珍珠状丘疹　皮疹位于龟头的冠状沟缘部位，可见珍珠状、圆锥状或不规则形的白色、黄白色或肤色丘疹，可为半透明，表面光滑，质较硬，丘疹间彼此互不融合，沿冠状沟规则地排列成一至数行。醋酸白试验阴性。

4.皮脂腺异位症　龟头、包皮内或小阴唇等部位可见粟粒大小、孤立而稍隆起、成群或成片的黄白色或淡黄色丘疹，无自觉症状。组织学特征为每个丘疹均由一组小的成熟的皮脂腺小叶组成，小叶包绕皮脂腺导管。醋酸白试验阴性。

四、治疗

1.治疗原则　去除肉眼可见的疣体，尽可能消除疣体周围亚临床感染和潜伏感染，减少复发。

2.系统药物治疗

处方一　重组人干扰素α2b注射液100万～300万单位　　im　qod

【说明】干扰素含有多种蛋白质和糖蛋白，具有抗病毒、抗增殖、抗肿瘤和免疫调节活性。可用于肌内、皮下或损害基底部注射，每周3次，至少4周，一般使用8～12周。目前对干扰素的给药途径、使用剂量和治疗效果等尚无确切的评价。本品毒性低，抗原性弱，但大剂量注射给药时少数病人可有寒战、发热、恶心、呕吐、肌痛等不良反应。

处方二 转移因子1～2个单位，皮下注射，每周2次，6次为一个疗程。

【说明】转移因子为免疫调节剂，可增强或抑制体液免疫和细胞免疫功能，增加辅助性T细胞数。副作用少见，偶可引起淋巴增殖、多株性丙种球蛋白血症、皮疹、发热及局部疼痛等。

处方三 左旋咪唑片 每次50mg，每日3次，连服3天，11天后再服3天。

【说明】左旋咪唑是免疫增强剂，对正常机体的影响不显著。主要激发细胞免疫功能，恢复中性粒细胞、巨噬细胞和T细胞功能，对体液免疫也有刺激作用，提高宿主对细菌和病毒感染的抵抗力。

3.局部药物治疗

处方一 0.5%足叶草毒素酊 用特制药签将药液涂于疣体处，涂遍疣体，不需重复并尽量避免药液接触正常皮肤和黏膜。每日用药2次，连续3天，停药观察4天为一疗程。

【说明】足叶草毒素酊外涂，可抑制人乳头瘤病毒感染所导致疣状增殖的上皮细胞的分裂和增生，使之发生坏死、脱落，从而起到治疗的作用。涂药前先用消毒、收敛溶液（如高锰酸钾溶液等）清洗患处、擦干；用药总量勿超过1ml，涂药后暴露患处使药液干燥，如病灶尚有残留可重复一个疗程，但最多不超过三个疗程。多数病人用药后涂药部位可出现不同程度烧灼感或刺痛感，以及红斑、水肿和糜烂，疣体脱落后局部可出现

红斑或浅表糜烂，以上均为常见的局部反应，不必停药。对本药过敏者以及手术后未愈合创口禁用。孕妇与哺乳期妇女禁用。

处方二　50%三氯醋酸溶液　每日1次外涂患处，共用1～2次。

【说明】50%三氯醋酸溶液为腐蚀剂，禁用于黏膜及皮肤破损处，使用时只涂一遍，不可反复涂擦，重复用药需间隔1周。

处方三　5%咪喹莫特霜　每周外涂3次，连用16周，每次用药后6～10小时洗去。

【说明】咪喹莫特是免疫调节剂。其治疗尖锐湿疣的作用机制尚不清楚。本品不具有直接抗病毒活性，也不引起直接的、非特异的细胞溶解破坏作用。但临床前研究提示本品可能通过诱导体内包括INF-α在内的细胞因子而产生抗病毒活性。

4.中药治疗　中医强调辨证论治，常以清热解毒、利湿化浊为法。

（1）祛疣三号方加减

处方　马齿苋60克，败酱草15克，紫草15克，大青叶15克，木贼草15克。水煎服，每日1剂。

【说明】适用于外染毒邪证型，以清热解毒为主。

（2）桃红四物汤加减

处方　桃仁10克，红花10克，川芎10克，当归10克，白芍10克，丹参10克，蜂房10克，柴胡10克，夏枯草30克。水煎服，每日1剂。

【说明】适用于气血瘀滞证型，以理气活血、化瘀散结为主。

（3）龙胆泻肝汤加减

处方克：龙胆草10克，柴胡10克，黄芩10克，栀子10克，车前子10克，泽泻10克，木通10克，土茯苓30克，百部10克，贯众10克，鹤虱10克。水煎服，每日1剂。

【说明】适用于湿热生虫型，以清热除湿、杀虫止痒为主。

（4）六味地黄汤加减

处方　生地黄、熟地黄各10克，山茱萸10克，山药10克，

枸杞子10克，牡丹皮10克，茯苓20克，丹参10克，泽泻10克，蒲公英30克。水煎服，每日1剂。

【说明】适用于肝肾阴亏型，以滋补肝肾为主。

5.其他治疗方法

（1）手术疗法：对于单发、面积大的湿疣，可手术切除；对巨大尖锐湿疣，可用Mohs手术切除，手术时用冷冻切片检查损害是否切除干净，单纯手术复发概率很高。

（2）冷冻疗法：利用-196℃低温的液体氮，采用压冻法治疗尖锐湿疣，促进疣组织坏死脱落，本法适用于数量少，面积小的湿疣，可行1～2次治疗，间隔时间为一周，这种方法一般可以清除疣体，容易复发。

（3）激光治疗：通常用CO_2激光，采用烧灼法治疗尖锐湿疣，本疗法最适用女阴、阴茎或肛周的湿疣。对单发或少量多发湿疣可行一次性治疗，对多发或面积大的湿疣可2～3次治疗，一般在20天～3个月内易复发，需定时复诊以及时祛除新发病灶。

（4）电灼治疗：采用高频电针或电刀切除湿疣。方法为局部麻醉，然后电灼。本疗法适用于数量少、面积小的湿疣。

（5）微波治疗：采用微波手术治疗机，利多卡因局麻，将杆状辐射探头尖端插入尖锐湿疣，直达疣体基底，当看到疣体变小、颜色变暗、由软变硬时，则热辐射凝固完成，即可抽出探头。凝固的病灶可以用镊子挟除。为防止复发，可对残存的基底部重复凝固一次。

（6）光动力治疗：适合疣体较小者、尿道口尖锐湿疣，或局部上述治疗后预防复发治疗。

五、预防与调护

1.了解尖锐湿疣的传播途径，预防疾病发生

（1）自身接种尖锐湿疣：本病会产生瘙痒，患者会搔抓患

处，如不注意卫生，搔抓后接触自己的其他部位，会造成自行接种感染。

（2）性器官摩擦：在进行性器官的摩擦中，皮肤黏膜会产生细小的、肉眼不可见的皮肤破损，如果一方有病毒即可进入另一方皮肤，导致传染。

（3）母婴传播：孕妇患上了尖锐湿疣，很可能会传染给胎儿。为了避免分娩时感染胎儿，可选择剖宫产。产后不要与婴儿同盆而浴。

（4）接触传播：当患者在接触有HPV病原体的物体后，如内裤、毛巾等个人卫生用品；浴池、浴缸等公共卫生用品等，会造成接触传染。

2.做到以下几点可有效预防尖锐湿疣

（1）坚决杜绝性乱：性伴侣越多，发病概率越高。

（2）防止接触传染：不使用别人的内衣、泳装及浴盆；在公共浴池不洗盆浴，提倡淋浴，沐浴后不直接坐在浴池座椅上；在公共厕所尽量使用蹲式马桶；上厕所前用肥皂洗手；不在密度大、消毒不严格的游泳池游泳。

（3）讲究个人卫生：每日清洗外阴、换洗内裤，个人的内裤单独清洗。即使家庭成员间也应该做到一人一盆，毛巾分用。

（4）配偶患病后要禁止性生活：如果配偶仅进行了物理治疗，虽然外阴部可见的尖锐湿疣消失了，但患者仍带有人乳头瘤病毒，还应该接受综合治疗，治疗后复查。在此期间如果发生性行为，可使用避孕套进行防护。

3.调护

（1）治疗后注意局部干燥卫生，不要冲洗阴道，用温水清洗外阴，少垫护垫，防止过敏。内裤的清洗要用温和的肥皂手洗，用开水烫洗或煮沸。

（2）注意饮食，多食蔬菜水果，多喝水。少吃淀粉类、糖类以及刺激性食物，忌食辛辣之物，男士要戒烟，少喝白酒。

第五节　生殖器疱疹

生殖器疱疹（genital herpes）是由单纯疱疹病毒（HSV）感染泌尿生殖器及肛门部位皮肤黏膜而引起的性传播疾病。HSV有两型，分别为单纯疱疹病毒1型（HSV-1）和单纯疱疹病毒2型（HSV-2）。多数生殖器疱疹是由HSV-2引起。具有慢性、复发性、尚无法彻底治愈的特点。

一、临床诊断要点

（1）好发年龄为15～45岁，性活跃期男女。

（2）好发部位为生殖器及会阴部，男性同性恋可发生在肛门、直肠。有不洁性接触史或性伴感染史。潜伏期为2～14天，平均4～5天。

（3）初发性生殖器疱疹：外生殖器或肛门周围发生多发性红斑、丘疹、水疱，2～4日破溃形成糜烂或溃疡，自觉疼痛，最后结痂自愈，病程2～3周（图17-7）。男性多发于包皮、龟头、冠状沟和阴茎等处。女性多见于大小阴唇、阴阜、阴蒂、子宫等处。可伴腹股沟淋巴结肿大、压痛、发热、头痛、乏力等全身症状。

（4）复发性生殖器疱疹：多数病人复发前有前驱症状，表现为生殖器局部瘙痒、烧灼感、刺痛、麻木感、会阴坠胀等。皮损与原发性相似。病程一般为1周左右，皮损数目较少，分布不对称，自觉症状轻微，全身症状少见。可间隔2～3周或月余复发多次，累及肛门、直

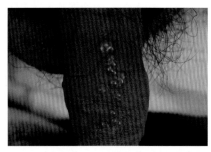

图17-7　生殖器疱疹

肠时可表现为疼痛、便秘、里急后重等。

（5）亚临床感染型生殖器疱疹：50%的HSV-1感染者和70%～80%的HSV-2感染者缺乏典型临床表现，为本病主要传染源，可表现为不典型的皮损，如微小的裂隙、溃疡等。

（6）自觉疼痛或轻微灼热感。

二、辅助检查

1.抗体检测法　常用蛋白印迹法，也可用gD2作抗原检测HSV-2抗体，具有敏感性高，且能区分HSV-1和HSV-2的优点，目前临床较为常用。

2.细胞学检查　从疱底或溃疡面刮取少量组织做涂片、巴氏（Papanicolou）染色，可检出HSV感染具特征性的多核巨细胞内的嗜酸性包涵体。但不能区别HSV感染或水痘-带状疱疹病毒感染，敏感性仅为病毒分离的60%。

3.抗原检测法　如PCR检测皮损HSV的DNA，敏感性和特异性高，能大大提高生殖器溃疡病病人中HSV确诊的能力，但费用昂贵，且受操作技术和实验室条件及设备的影响，容易出现假阳性，故用于临床诊断其准确性受影响。

三、鉴别诊断

1.一期梅毒　一期梅毒有生殖器糜烂，但在暗视野下可查到梅毒螺旋体，梅毒血清反应阳性。

2.软下疳　软下疳有生殖器溃疡，但可查到短链状革兰阴性杆菌，培养可查到杜克雷嗜血杆菌。

3.外伤性生殖器溃疡　一般不是多发的，不成簇，边缘清楚，查不到HSV。

4.生殖器部位固定性药疹　生殖器部位固定性药疹也可引起水疱、糜烂及结痂，有药物过敏史，水疱不成簇，病损消退后有明显的色素沉着，查不到HSV。

四、治疗

1.治疗原则　及时足量使用抗病毒药物，减轻症状、缩短病程和控制疱疹的传染和复发。

2.系统药物治疗

（1）初发性生殖器疱疹

处方一　阿昔洛韦200mg　po　　每日5次

处方二　伐昔洛韦500mg　po　　bid

处方三　泛昔洛韦250mg　po　　tid

【说明】以上药物1个疗程为7～10天。

（2）复发性生殖器疱疹

处方一　阿昔洛韦200mg　po　　每日5次

处方二　伐昔洛韦500mg　po　　qd～bid

处方三　泛昔洛韦125～250mg　po　　bid

【说明】以上药物1个疗程为5天。

（3）频繁复发患者（1年复发6次以上），为减少复发次数，可用抑制疗法

处方一　阿昔洛韦400mg　po　　tid

处方二　伐昔洛韦500mg　po　　qd

处方三　泛昔洛韦250mg　po　　bid

【说明】以上药物均需长期服用，一般服用6个月到1年。

（4）严重感染者　指原发感染症状严重或皮损广泛者。

处方　　阿昔洛韦5～10mg/kg静脉滴注，每8小时1次。

【说明】以上药物用5～7天或直到临床症状消退。

3.局部药物治疗

处方一　3%阿昔洛韦霜　涂患处 每2小时1次　　连用7天

处方二　1%喷昔洛韦乳膏　涂患处 每2小时1次　　连用4天

4.中药治疗　中医强调辨证论治，常以清热利湿、滋阴养血为法。

（1）龙胆泻肝汤加减

处方　龙胆草6克，黄芩9克，栀子9克，泽泻12克，木通3克，车前子9克，当归9克，生地黄20克，柴胡9克，生甘草6克。水煎服，每日1剂。

【说明】适用于肝胆湿热证，以清利肝胆湿热为主。

（2）除湿胃苓汤加减

处方　苍术9克，厚朴9克，陈皮9克，猪苓9克，泽泻9克，赤茯苓9克，防风9克，栀子9克，滑石9克，白术15克，木通3克，肉桂1克，生甘草3克。水煎服，每日1剂。

【说明】适用于脾虚湿阻证，以健脾利湿为主，佐以解毒。

（3）知柏地黄丸加味

处方　知母10克，黄柏9克，生地黄24克，山茱萸12克，山药12克，泽泻9克，牡丹皮9克，茯苓9克。水煎服，每日1剂。

【说明】适用于肝肾阴虚证，以滋阴降火为主。

五、预防与调护

（1）开展健康教育，避免无保护的性接触。

（2）提倡使用安全套，在无症状期感染时，可减少HSV的传播。

（3）患原发性感染的孕妇，分娩时仍有活动性损害，建议做剖宫术以防感染新生儿。

（4）保持患部清洁卫生，避免局部搔抓，不可用刺激性强的药品。

（5）患病后需注意预防感冒、着凉、劳累，以减少复发。

（6）出现临床症状时避免性生活。

第六节　艾滋病

艾滋病的全名为获得性免疫缺陷综合征（AIDS），是1981

年才被认识的一种新的性传播疾病。病原体为人类免疫缺陷病毒（HIV）。由于HIV的感染，使机体细胞免疫功能部分或完全丧失，继而发生条件治病性感染、恶性肿瘤等。其传播速度快，病死率高，目前尚无治愈方法。

一、临床诊断要点

（1）发病年龄：80%在18～45岁，即性生活较活跃的年龄段。

（2）"窗口期"与无症状期

① "窗口期"是指从患者感染HIV到形成抗体所需的时间。一般1～3个月，极个别可达6个月。窗口期也具有传染性。

② 无症状期或潜伏期，是指从感染HIV起，至出现艾滋病症状和体征的时间。短至数个月，长至20年，平均8～10年。临床上没有任何表现，部分患者可出现持续的淋巴结肿大，潜伏期患者是重要的传染源。

（3）HIV感染的皮肤表现，可分为感染、非感染性皮肤损害和皮肤肿瘤（图17-8）。

① 感染性皮肤损害：表现为各种病原微生物的感染，但病情较严重。常见的如带状疱疹、单纯疱疹、疣（寻常疣、传染性软疣等）、真菌感染（鹅口疮等）等。

② 非感染性皮肤损害：皮损多形，如严重的脂溢性皮炎、银屑病、毛发红糠疹、多形红斑、玫瑰糠疹等，但通常病情较严重。

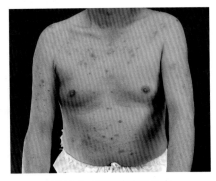

图17-8　艾滋病皮肤改变

③皮肤肿瘤：有卡波西肉瘤、淋巴瘤、恶性黑色素瘤、鳞状细胞癌等。

（4）HIV感染的系统表现

①肺部：卡氏肺囊虫肺炎，是85%的艾滋病患者的主要致死原因。除此外，有肺结核、巨细胞病毒性肺炎及其他细菌、真菌感染。

②消化道：口腔、食管、肛周念珠菌病，肠道细菌、病毒、原虫等感染，导致腹泻、体重减轻、吸收不良。

③中枢神经系统：20%～40%出现神经系统病变。亚急性脑炎是艾滋病痴呆的基础，出现认知、行动和行为不能。

（5）早期可无自觉症状

二、辅助检查

1.HIV实验室检查　包括病毒分离培养、抗体检测、抗原检测、病毒核酸检测（包括聚合酶链反应扩增法和基因探针等）、病毒载量检测。

（1）病毒分离培养：既费时又费钱，一般不作为常规诊断。

（2）抗体检测：分为初筛试验及确证试验两类，待检血清初筛试验阳性结果时，需再经确证试验检测，后者为阳性时才能确定为HIV感染。

（3）抗原检测：当机体感染HIV后，初期有一段时间抗体尚未产生，血清中尚不能测出HIV抗体，但体内已有HIV，具有传染性，这段时期即窗口期，有人认为窗口期血清中能检出p24抗原。此外，p24抗原也可用于婴儿AIDS的早期诊断。

（4）病毒核酸检测：用PCR检测前病毒序列DNA可用于婴儿AIDS的早期诊断，可使半数的婴儿在出生时即可做出诊断，3个月时可诊断出90%，至6个月时，几乎能全部诊断出被感染的婴儿。

（5）病毒载量测定：病毒载量一般用血浆中每毫升HIV

RNA的拷贝数或每毫升国际单位（IU/ml）来表示。常用方法有反转录PCR、核酸序列依赖性扩增技术等。其临床意义为预测疾病进程、提供开始病毒治疗依据、评估治疗效果、指导治疗方案调整，也可作为HIV感染诊断参考指标。

2.免疫缺陷的实验室检查

（1）外周血淋巴细胞计数减少，可作为HIV感染病情进展的衡量标志，按计数可分为3组：$\geqslant 2 \times 10^9/L$；$(1 \sim 2) \times 10^9/L$；$< 1 \times 10^9/L$。

（2）CD4淋巴细胞计数减少，CD4淋巴细胞是衡量机体免疫功能的一个重要指标，根据计数可分为3组：$\geqslant 0.5 \times 10^9/L$；$(0.2 \sim 0.5) \times 10^9/L$；$< 0.2 \times 10^9/L$。

（3）CD4/CD8比值< 1。

3.条件性感染的病原体检查　　几乎每例AIDS都至少患有一种条件性感染，应根据临床表现进行相应病原体的检查。

三、诊断标准

1.HIV感染者　　受检血清初筛试验，如酶联免疫吸附试验、免疫酶法或间接免疫荧光试验等方法检查阳性，再经确证实验，如蛋白印迹法等方法复核确诊者。

2.确诊病例　　艾滋病病毒抗体阳性，又具有下述任何一项者，可确诊艾滋病。或者HIV抗体阳性，CD4淋巴细胞数< 200个/μL，也可诊断为艾滋病。

① 不明原因持续不规则发热达38℃以上，一个月以上；

② 持续腹泻（每日达$3 \sim 5$次）一个月以上；

③ 近期内（6个月）体重减轻10%以上；

④ 反复发作的口腔真菌感染；

⑤ 反复发作的单纯疱疹或带状疱疹病毒感染；

⑥ 肺孢子菌肺炎（PCP）；

⑦ 反复发生的细菌性肺炎；

⑧ 活动性肺结核或非结核分枝杆菌病；

⑨ 深部真菌感染；

⑩ 中枢神经系统占位性病变；

⑪ 中青年人出现痴呆；

⑫ 活动性巨细胞病毒感染；

⑬ 弓形虫脑病；

⑭ 马尔尼菲青霉病；

⑮ 反复发生的败血症；

⑯ 皮肤黏膜或内脏的卡波西肉瘤、淋巴瘤。

四、鉴别诊断

艾滋病各期表现不一，需与多种疾病相鉴别。

1.原发性免疫缺陷病　又称先天性免疫缺陷症，与遗传相关，常发生在婴幼儿，出现反复感染，严重威胁生命。无HIV感染。

2.继发性免疫缺陷病　如用糖皮质激素、化疗、放疗后引起或恶性肿瘤等继发免疫疾病。

3.特发性CD4淋巴细胞减少症　酷似AIDS，但无HIV感染。

4.自身免疫性疾病　结缔组织病，血液病等，AIDS有发热、消瘦则需与上述疾病鉴别。

5.淋巴结肿大疾病　如何杰金病，淋巴瘤，血液病。

6.假性艾滋病综合征　AIDS恐惧症，英国同性恋中见到一些与艾滋病早期症状类似的神经症状群。

7.中枢神经系统疾病　脑损害可以是艾滋病或其他原因引起的，需予鉴别。

五、治疗

1.治疗原则　艾滋病治疗包括针对HIV感染、艾滋病期及并发症的治疗，亦应包括性行为及其他行为的咨询及心理治疗。

2.系统药物治疗

（1）抗HIV治疗 这些药物的作用是阻止HIV在体内的复制、增殖。

① 核苷类逆转录酶抑制剂

处方一 叠氮胸苷（齐多夫定）200mg po tid或250～300mg po bid

处方二 双脱氧肌苷（地丹诺辛）200mg po qd

处方三 双脱氧胞苷（扎西他滨）0.375～0.75mg po tid

处方四 司他夫定片40mg po bid

处方五 拉米夫定片150mg po bid

【说明】以上药物单独应用疗效有限，联合应用较佳。疗效的指标是病情进展为艾滋病或死亡者减少，病毒荷载降低及CD4细胞计数增加。此类药物常见副作用为中性粒细胞减少、周围神经病变、贫血、肝功能变化等。

② 蛋白酶抑制剂

处方一 沙奎那韦600mg po tid

处方二 英地那韦800mg po tid

处方三 瑞托那韦600mg po bid

【说明】以上药物必须采取足量治疗，如小于最适合的剂量，HIV可迅速产生耐药，而合适剂量可延迟耐药的产生。1996年美籍华人何大一医生提出"鸡尾酒"式混合药物治疗方法，即用蛋白酶抑制剂与逆转录酶抑制剂联合治疗，取得显著疗效。此类药物常见副作用为胃肠道反应、肾结石、胆红素升高等。

（2）增强免疫功能

处方一 α干扰素 （36～54）×10^6单位 im qd 4周后改为3次/周，共8周为一疗程。

处方二 白细胞介素（2.5～250）×10^6单位连续静脉输注24h，每周5天，共8周为一疗程。

处方三 丙种球蛋白 400mg/（kg·d）ivdrip，给药间隔时间可根据患者情况决定，一般每月一次。

处方四 粒细胞-巨噬细胞集落刺激因子及粒细胞集落刺激因子 2～5μg/（kg·d）皮下注射，应用至白细胞总数回升至10000/L以上，可考虑停药。

【说明】丙种球蛋白主要用于小儿HIV感染，按常规方法给药。可减少条件性感染的发生，可用于因事故接触HIV污染的血或针头者的预防。粒细胞-巨噬细胞集落刺激因子及粒细胞集落刺激因子可刺激机体的免疫反应。

（3）条件性感染的治疗

① 卡氏肺囊虫性肺炎

处方一 复方磺胺甲噁唑 TMP15～20mg/kg，SMZ75～100mg/kg，分3～4次（每日6～8h 1次 ivdrip或po，连续14～21天）。

处方二 羟乙基磺酸戊双脒 3～4mg/kg iv qd 连续14～21天。

② 弓形体病

处方一 乙胺嘧啶 首次75mg以后25mg po qd 连续服28天

处方二 磺胺嘧啶4g po qid 连续服28天

③ 其他感染参照相关章节对症治疗。

3. 局部药物治疗

（1）合并皮肤真菌感染时，可局部外用抗真菌类药膏，如酮康唑软膏、克霉唑软膏等。

（2）合并疣时，可局部给予激光、冷冻等物理治疗。

（3）合并带状疱疹时，局部可配合火针、光疗等物理治疗。

4. 中药治疗

近年来实验研究发现多种中草药对HIV有抑制作用，一些重要提取物具有较明显的抗HIV效果，如紫花地丁、甘草素、

天花粉蛋白、香菇多糖等，部分已试用于临床。

中医强调辨证论治，常以清热解毒、益气养阴为法。

（1）黄连解毒汤和升降散加减

处方　黄连9克，黄芩6克，黄柏6克，栀子9克，白僵蚕6克，蝉蜕3克，大黄12克，姜黄9克。水煎服，每日1剂。

【说明】适用于热毒内蕴证，以清热解毒、宣散透邪为主。

（2）参苓白术散加减

处方　白扁豆10克、茯苓10克、人参10克、白术10克、淮山药10克、莲子10克、薏苡仁10克、砂仁10克、桂枝5克、甘草3克，半夏8克，橘红6克。水煎服，每日1剂。

【说明】适用于肺脾两虚型，以健脾利湿、益肺为主。

（3）参芪地黄汤加减

处方　太子参24克、黄芪30克、生地黄15克、山药15克、山茱萸12克、枸杞9克、杜仲9克、当归12克、炙甘草6克。水煎服，每日1剂。

【说明】适用于气阴两虚型，以益气养阴为主。

5.其他治疗方法

（1）中药贴敷治疗：根据不同症型和临床表现可选择适当穴位进行贴敷，如脾气亏虚伴腹泻，可贴敷足三里、神阙、中脘；肾气亏虚伴畏寒肢冷，可贴敷腰阳关、命门。以上穴位每日1次，每次2小时，7日为1疗程。

（2）艾灸疗法：艾灸可疏通经络气血，扶阳固脱，通常选用神阙、足三里、关元、百会、命门等，每穴每次10分钟，7日为1疗程。

六、预防与调护

1.了解艾滋病的传播途径，预防疾病发生

（1）性接触传播：包括同性与异性之间的性接触。

（2）血液传播：包括输入污染了HIV的血液、血液成分或

血制品；移植或接受了HIV感染者的器官、组织或精液；与静脉药瘾者共用受HIV污染的、未经消毒的针头与注射器；医源性感染，被HIV污染的针头刺伤皮肤后，被感染的概率为0.5%，但可因针刺的深浅及感染源血中HIV荷载高低而有所不同。需要注意的是，艾滋病不会通过蚊虫叮咬传播。

（3）母婴传播：母婴传播的概率为15% ~ 30%。

2.特异性预防 艾滋病疫苗，正在试验中。

3.综合预防 包括宣传艾滋病预防知识，避免与HIV感染者、艾滋病患者及其高危人群发生性接触；禁止静脉药瘾者共用注射器、针头；使用进口血液、血液成分及血液制品时，须经严格HIV检测；HIV感染妇女应避免妊娠，对已经出生的婴儿应避免母乳喂养；医疗人员接触HIV/AIDS者的血液、体液时，应严格注意防护。